名医图说健康系列·肛肠篇

总主编◎李春雨

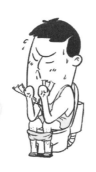

痔 疮
看这本就够了

主编◎李春雨　　聂敏

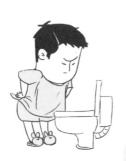

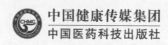
中国健康传媒集团
中国医药科技出版社

内 容 提 要

　　本书是一本集专业、科学、实用于一体的科普读物。作者结合多年临床经验，以通俗易懂的语言、生动趣味的漫画图解，分别从看清痔疮那些事、来龙去脉搞清楚、明明白白做检查、快速诊断不耽误、贴心医生来支招和日常调养很重要六个方面讲解痔疮，从而揭示痔疮的奥秘，达到"未病早防、已病早治"的目的，让广大读者一看就懂、一学就会、一用就灵。本书适合痔疮患者及家属，以及关心自己和家人健康的人群阅读，希望本书能够成为痔疮患者的好帮手。

图书在版编目（CIP）数据

　　痔疮看这本就够了 / 李春雨，聂敏主编 . — 北京：中国医药科技出版社，2023.9
（名医图说健康系列 . 肛肠篇）
　　ISBN 978-7-5214-4043-0

　　Ⅰ . ①痔⋯　　Ⅱ . ①李⋯②聂⋯　　Ⅲ . ①痔—防治—图解　　Ⅳ . ① R657.1-64

　　中国国家版本馆 CIP 数据核字（2023）第 133908 号

美术编辑　　陈君杞
版式设计　　也　在

出版　**中国健康传媒集团**｜中国医药科技出版社
地址　北京市海淀区文慧园北路甲 22 号
邮编　100082
电话　发行：010-62227427　邮购：010-62236938
网址　www.cmstp.com
规格　710 × 1000 mm $\frac{1}{16}$
印张　12
字数　154 千字
版次　2023 年 9 月第 1 版
印次　2023 年 9 月第 1 次印刷
印刷　三河市万龙印装有限公司
经销　全国各地新华书店
书号　ISBN 978-7-5214-4043-0
定价　**48.00 元**

获取新书信息、投稿、为图书纠错，请扫码联系我们。

丛书专家指导委员会

（按姓氏笔画排序）

万　峰（成都中医药大学）

马　辉（广西医科大学第一附属医院）

王永兵（上海市浦东新区人民医院）

王志民（山东省第二人民医院）

王贵英（河北医科大学第二医院）

王振宜（上海中医药大学附属岳阳中西医结合医院）

吕警军（华润武钢总医院）

朱铄同（中国医科大学附属第四医院）

孙　锋（广州中医药大学第一附属医院）

孙平良（广西中医药大学第一附属医院）

孙丽娜（辽宁中医药大学附属医院）

孙松朋（北京中医药大学东直门医院）

孙学军（西安交通大学第一附属医院）

李玉玮（天津市人民医院）

李汉文（沈阳医学院附属二四二医院）

李春雨（中国医科大学附属第四医院）

李增军（山东省肿瘤医院）

杨增强（解放军联勤保障部队第 940 医院）

吴崑岚（南京中医药大学附属南京中医院）

汪庆明（上海中医药大学附属曙光医院）

张　宏（中国医科大学附属盛京医院）

张　森（广西医科大学第一附属医院）

张　睿（辽宁省肿瘤医院）

张春霞（沈阳市肛肠医院）

张敬东（辽宁省肿瘤医院）

陈　超（武汉市第八医院）

陈继贵（武汉市第八医院）

林连捷（中国医科大学附属盛京医院）

林树森（中国医科大学附属第四医院）

郑建勇（空军军医大学西京医院）

赵　任（上海交通大学附属瑞金医院）

俞　林（天津市人民医院）

俞立民（武汉市第八医院）

姜可伟（北京大学人民医院）

袁　鹏（中国医科大学附属第四医院）

袁和学（沈阳市肛肠医院）

聂　敏（辽宁中医药大学附属第三医院）

贾小强（中国中医科学院西苑医院）

钱　群（武汉大学中南医院）

桑海泉（中国医科大学附属第四医院）

黄忠诚（湖南省人民医院）

龚文敬（浙江省人民医院）

章　阳（南京中医药大学附属南京中医院）

路　瑶（中国医科大学附属第四医院）

谭妍妍（南京中医药大学附属南京中医院）

戴　聪（中国医科大学附属第一医院）

本书编委会

主　编　李春雨　聂敏
副主编　章　阳　王振宜　孙平良　万　峰
编　者（按姓氏笔画排序）

万　峰（成都中医药大学）

王　敏（北京市肛肠医院）

王春晓（沈阳市肛肠医院）

王振宜（上海中医药大学附属岳阳中西医结合医院）

王新刚（松原市中心医院）

冯文哲（陕西中医药大学附属医院）

曲　婧（沈阳医学院附属二四二医院）

吕警军（华润武钢总医院）

孙平良（广西中医药大学第一附属医院）

孙松朋（北京中医药大学东直门医院）

刘子晴（辽宁中医药大学附属第三医院）

刘丛丛（山东中医药大学附属医院）

李　盈（上海中医药大学附属岳阳中西医结合医院）

李汉文（沈阳医学院附属二四二医院）

李延华（朝阳市卫生学校）

李春雨（中国医科大学附属第四医院）

吴崑岚（南京中医药大学附属南京中医院）

汪庆明（上海中医药大学附属曙光医院）

沈　伟（沈阳市肛肠医院）

张　蕉（辽宁中医药大学附属第三医院）

张志成（中国医科大学附属第四医院）

张秀峰（杭州市第三人民医院）

陈　浩（东南大学附属中大医院江北院区）

赵　任（上海交通大学附属瑞金医院）

俞　林（天津市人民医院）

姚国栋（内蒙古医科大学附属医院）

聂　敏（辽宁中医药大学附属第三医院）

徐　明（解放军联勤保障部队第 940 医院）

黄　斌（北京市肛肠医院）

章　阳（南京中医药大学附属南京中医院）

路　瑶（中国医科大学附属第四医院）

前　言

随着医学模式的改变，医生不仅要做好救治疾病的本职工作，更重要的是承担起健康教育的社会责任。每当我看到铺天盖地的所谓"祖传秘方""随治随走"小广告时，便莫名地感到心痛。作为一名医生，最开心的事情莫过于患者抢救成功，痊愈出院；作为一名编者，最开心的事情莫过于看到出版的书籍读者爱不释手。好医生不只是一把手术刀、一捧小药片，更应该主动在科学知识普及方面为公众做实事，用真正的科普知识取代那些虚假宣传。通过普及疾病防治常识，帮助公众了解更多的健康科普知识，从根本上解除肛肠患者的后顾之忧。因此，受中国医药科技出版社之委托，由李春雨教授领衔主编，特组织中国医师协会肛肠医师分会科普专业委员会委员、中国医师协会医学科普分会肛肠专业委员会委员及国内从事结直肠肛门外科领域造诣颇深的专家们共同编写了《名医图说健康系列·肛肠篇》。

本丛书是作者根据多年的临床经验，并参阅大量科普文献的集体智慧结晶而编成的，包括《痔疮看这本就够了》《便秘看这本就够了》《结肠炎看这本就够了》《大肠癌看这本就够了》4个分册。

本丛书从科普角度出发，结合作者多年的临床经验，以通俗易懂的语言、生动趣味的漫画图解，向读者讲清楚痔疮、便秘、结肠炎及大肠癌等方面的来龙去脉、防治知识及日常调养，为读者解答肛肠疾病相关的健康困惑。全书兼顾科学性、专业性、知识性、趣味性，以达到"未病早防，已病早治"的目的，使广大读者一看就懂、一学就会、一用就灵。丛书适合肛肠病患者及其家属，以及关心自己和家人健康的人群阅读，希望本丛书能够成为肛肠患者的好帮手。

感谢中国医科大学校长王振宁教授，中华医学会科学普及分会前任主任委员、首都医科大学附属朝阳医院副院长郭树彬教授，中国医师协会肛肠医师分会会长、全军肛肠外科研究所所长高春芳教授，中国医师协会医学科普分会会长、中国医学科学院肿瘤医院胰胃外科病区主任田艳涛教授，以及中国医师协会肛肠医师分会候任会长、中国人民解放军火箭军特色医学中心肛肠外科主任赵克教授的关心与支持。感谢所有编委在繁忙的医疗工作之余编撰书稿及中国医药科技出版社的鼎力相助。同时，书中参考了一些其他著者的文献、医案及医方，在此深表谢意！

由于水平所限，书中难免存在不足之处，敬请读者不吝指正。

2023 年 4 月

目录

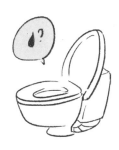
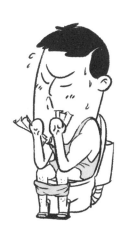

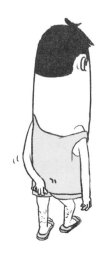

第二章

来龙去脉搞清楚

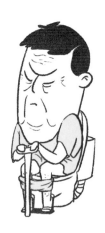

第三章

明明白白做检查

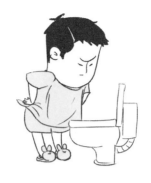

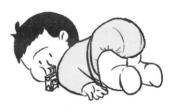

第四章

快速诊断不耽误

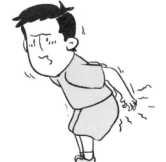

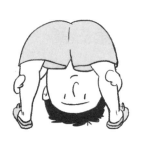

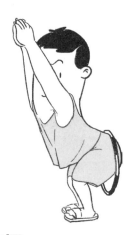

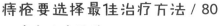

第五章

贴心医生来支招

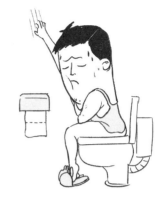

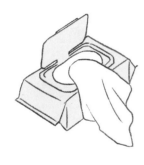

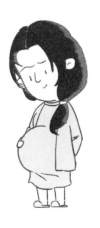

第六章

日常调养很重要

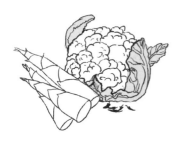

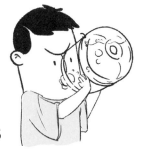

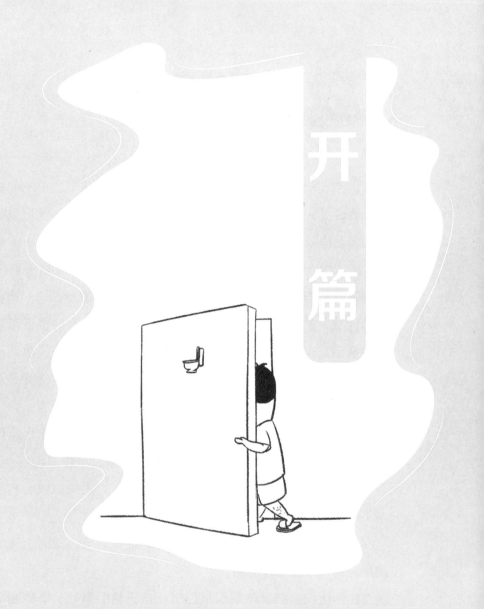

开

篇

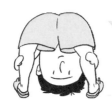

痔疮的自我诊断

俗话说"十人九痔"。通过自检，掌握了下面几点，就可以初步判断自己是否得了痔疮。

内痔　这个"闷骚"的"隐士"生长于肛门内，开始没有任何感觉，随着内痔的加重，"隐士"逐渐不安分、开始刷存在感。患者会出现便血症状，尤其在便秘或者腹泻时更容易发生，有时手纸带血、有时便后滴血、有时直接喷血。严重时就脱出来了，甚至少数人内痔脱出来后回不去了，被肛门"卡住"，导致内痔缺血溃烂、坏死，这个时候就比较疼了。

外痔　肛门外的卫士，生长在肛门口外周，摸起来像个皮赘，软软的、韧韧的，它会导致肛门瘙痒、局部潮湿，一般来说很少出血，但有时可以有疼痛，特别在久坐受到挤压或者长时间摩擦后容易出现一些不舒服的症状。

混合痔　可能出现内痔和外痔所有的症状，可以同时出现、也可以前后出现，或者分次出现。

当然，这种自我诊断仅仅是为了让自己暂时宽心，毕竟如果您不是专科医生，就无法代替医生的意见，很多疾病的延误都是患者自以为是造成的。所以为了安全起见，要及时去正规的医院就诊，听取专科医生建议，以免误诊。

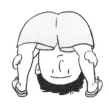

三分治，七分养

目前，用于痔疮治疗的方法很多，除合理饮食和调理生活方式外，尚需药物治疗和手术治疗。通常情况下应以药物治疗作为首选，如果药物治疗失败，或者痔疮症状反复发作则需考虑手术治疗。但是，意大利结直肠外科学会明确指出药物仅仅能够改善痔疮的症状，并不能改变痔疮的病理结构。也就是说通常情况下，药物并不能真正治愈痔疮。但临床上，到医院寻求治疗的痔疮患者中，仅仅是一小部分人真正需要采取手术治疗，大部分患者经药物治疗后大概率终生不会再次发作或者不会发展到手术治疗的阶段。

长眠在美国纽约东北部的撒拉纳克湖畔的特鲁多医生的墓志铭上有一段简洁而富有哲理的名言：有时治愈，常常帮助，总是安慰。这正是我们目前治疗痔疮的写照，我们对痔疮患者的治疗，可能仅仅是安慰，而他们病情的痊愈其实可能是来自他们的自身，他们自己把痔疮"养"好了。著名的古希腊医学之父希波克拉底曾经指出：并不是医生治愈了疾病，而是人体自身战胜了疾病。对于疾病，治疗是帮助身体恢复的一个方面，通过调养调动人体自身的各种功能，增强身体抵抗疾病的能力，加速对病变组织的修复，这在疾病的治疗中则更加重要。而

并不是医生治愈了疾病，而是人体自身战胜了疾病

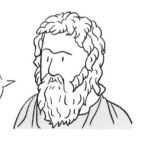

通过平素的调养，增强体质、协调机能、预防疾病则是医学的最高追求。《备急千金要方》提出："又曰上医医未病之病，中医医欲病之病，下医医已病之病。"明朝永乐时期的太医刘完素九世孙刘纯在《误治余论》中写道："治者，以无情之草石，矫治有情之身；养者，以自然之物，还养自然之身；痼疾，内虚致邪，宜三分治，七分养，是治养不可偏废之。"

痔疮患病率高、反复发作、部位特殊，手术固然治愈率高，但也不乏复发，且手术后肛门的不良体验会使患者感受极其强烈，甚至铭记终生。因此，对于痔疮，调养应当放在首位，即重在预防、治疗次之。

看清痔疮那些事

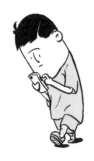

痔疮知多少

什么是痔疮

　　西医学认为，痔疮是肛垫病理性肥大、移位及肛周皮下血管丛血液淤积形成的团块，俗称"痔核"，常有便血、脱出和皮赘三大表现。肛垫是人体的正常解剖结构，人人都有。由血管、平滑肌、弹性纤维和结缔组织等组织构成。肛垫的作用相当于水龙头中的橡皮垫圈，有协助闭合肛门、帮助控制排便、调节肛门精细功能等作用。当肛垫病理性肥大、发生移位时，便会出现大便出血、痔核脱出、肛门疼痛等症状，此时痔疮就发生了。痔疮分为内痔、外痔、混合痔。内痔是肛垫发生病理性肥大和移位，主要临床表现是出血、脱出、肛周潮湿、瘙痒，可并发血栓、嵌顿、绞窄及排粪困难。外痔是肛周皮下血管丛血液淤积形成软组织团块，有肛门不适、潮湿瘙痒或异物感，如发生血栓及炎症时可有疼痛。混合痔是内痔和相应部位的外痔相互融合成一个整体，主要临床表现为内痔和外痔的症状同时存在，严重时表现为环形混合痔。

人为什么会得痔疮

　　到目前为止，痔疮的病因尚不完全明确，一般认为主要与以下几个因素有关。

1 **与人类的直立行走有关**　因为肛门直肠位于躯干下部，人直立行走、站立或坐着的时候，直肠肛门处于较低的位置，血液受到重力的影响，向上回流相对困难，会使肛门直肠部位充血，导致痔疮的发生。

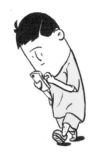

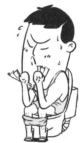

2 **与无静脉瓣有关**　人体其他部位的静脉都有静脉瓣，就像静脉中的单向阀门，让血液只能朝着静脉回流的方向流动。但是，痔静脉中没有这种瓣膜，血液受到重力的影响，可能在痔静脉中反向流动，从而导致血液滞留在肛门直肠局部，导致局部血管增生曲张，形成痔疮。

3 **与排便困难有关**　当用力排便时腹压增大，会引起直肠肛门部淤血，排便困难时患者长时间增加腹压，加重了肛门直肠部位的淤血，容易对直肠肛门部的血管产生影响，从而引起痔疮的发生。

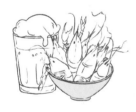

4 **与饮食结构有关**　饮食中的纤维素过少会导致便秘，从而进一步增加痔疮发生的可能；过度饮酒及进食辛辣刺激性食物也会刺激肛门直肠，导致局部充血，久而久之则容易形成痔疮。

5 **与腹压增高有关**　如腹部肿瘤患者或妇女妊娠分娩时腹压增加；肺气肿、气管炎等患者会经常咳嗽，增加腹压。这些情况均可进一步影响直肠肛门部的血液循环，从而诱发痔疮。

6 **与肝硬化有关**　肝硬化患者可出现门静脉高压，从而导致痔静脉丛压力上升，这也是痔疮发生及加重的原因之一。

7 痔疮的发生还和职业、年龄、生育情况等多个因素相关。

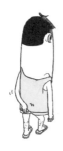

痔疮的六大症状

　　痔疮是一种良性疾病，虽然有的患者可无明显症状，但随着痔疮逐渐加重可出现一系列的症状，令患者十分痛苦。痔疮的主要症状有以下几点。

大便出血

　　排便时或便后出血，色鲜红，血液往往与大便不相混合。有时粪便表面附有少量血液，或将手纸染红，有时为滴血或喷血。由于粪便擦破黏膜，则可能出现便血；若排便时过于用力，血管内压力增高，以致曲张的静脉血管破裂，排便时则可能出现喷射状出血。长期反复出血，或多次大量出血者，还可引起头晕、乏力等贫血症状，个别严重患者甚至会出现昏倒现象。

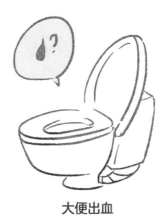

大便出血

痔核脱出

由于痔核体积增大，排便时受到粪便的挤压，则会逐渐脱出肛门外。有时是单个痔核脱出，有时是全部痔核并带有直肠黏膜一起脱出。最初仅在排便时脱出，便后能自行复位。症状较重者，脱出后

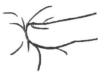

痔核脱出

需用手推回或卧床休息方能复位。症状更严重者，除排便时脱出外，在用力、行走、咳嗽、喷嚏、下蹲时都可能出现脱出。脱出的痔核常因发炎、水肿而发生嵌顿，难以回纳。

肛门疼痛

单纯内痔一般无疼痛，但若内痔脱出未及时复位，则可能出现疼痛；如发生嵌顿，则会引起发炎水肿，甚至局部溃烂坏死，引起剧烈疼痛，患者坐卧不安。外痔位于齿状线以下痛觉敏感的区域，所以当外痔发炎或血栓形成时，患者常自觉肛门部灼热疼痛，便后或活动过多后疼痛加重。

黏液外溢

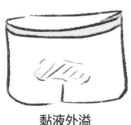

黏液外溢

痔核反复脱出，引起肛门括约肌松弛，可出现分泌物从肛内流出。重者痔核常脱出于肛外，痔黏膜受刺激可分泌黏液，污染内裤，患者极不方便。

肛门瘙痒

　　痔疮初发时大多无明显症状，但随着病情的进展，可出现痔核甚至直肠黏膜脱出、肛门外翻，从外面看就像盛开的菊花。正常情况下肛门连一滴水都不渗漏，但此时由于痔核脱出于肛门外，直肠内的污物就一点一点地流到肛门外，肛周总是湿乎乎的；当痔核反复脱出后，肛门便会松弛，就连打个喷嚏粪便都可能会流出来；痔核长期脱出在肛门外，排便后肛门部难以清洁；痔核表面附有肠液；这些都会刺激肛周皮肤，日久容易形成湿疹，从而出现肛门瘙痒。

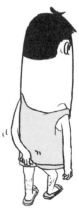

肛门瘙痒

形成皮赘

　　肛缘突起肛周皮肤受到刺激后可逐渐形成单个或多个不规则突起的皮赘，质软或硬，触痛不明显。

　　此外，痔疮还可以有坠胀不适、异物感、分泌物等症状，有时还会引起大便排出困难。

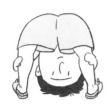

痔疮的八大危害

　　痔疮的主要症状有便血、肿物脱出、肛门疼痛、局部分泌物、肛周瘙痒等。虽然并不属于恶性疾病，但往往症状反复、逐渐加重，直接影响患者的日常生活和工作学习；有时甚至出现并发症，带来严重后果。因此我们不能对痔疮掉以轻心，需引起足够重视。痔疮的主要危害有以下几种。

贫血

　　痔疮最主要的症状之一就是便血，长期便血的患者，大便时反复多次出血，少则便后厕纸带血，多则滴血、喷血，日久则会出现体内铁元素随血液丢失而引起缺铁性贫血。因为痔疮失血而导致的贫血，一般发展缓慢，早期可以没有症状或者仅有一些轻微的症状。但是当便血日久，或突然出现大量便血时，可能会出现面色苍白、全身乏力、食欲不振、心跳加快和呼吸急促等症状。部分患者还有可能出现神经系统症状，比如容易激动、兴奋或烦躁等，少数患者甚至在贫血的基础上再次突然大量便血而出现昏倒。有些专家认为这些症状是由于细胞内含铁的酶缺乏所导致的。以上这些情况往往需在治疗痔疮的同时予以纠正贫血治疗，有的甚至需要输血甚至紧急抢救。因此，若患有痔疮，应当尽早诊断、尽早治疗，以免出现上述严重的症状，使治疗变得更为复杂困难。

坏死

痔疮的另一个主要症状是痔核脱出肛门。脱出于肛门外的痔核受到肛门括约肌的挤压，静脉回流受阻，痔核体积不断增大，难以回纳至肛门内，皮下及黏膜下出现淤血块，痔核变硬，出现疼痛。当痔核脱出不能回纳时，称为痔核嵌顿。长时间的痔核嵌顿，局部水肿，缺血不断加重，进一步加重肛门局部水肿，加重痔核的嵌顿，嵌顿时间过长容易缺血，最终导致嵌顿痔核的坏死。在国外曾有过报道，痔核坏死扩展到直肠壁，可能会引起感染，当感染蔓延到盆腔内时，可能会出现严重的脓毒血症。此类情况虽然极为罕见，但仍须引起高度的重视，以免发生极其严重的后果。

感染

痔核嵌顿后可能出现不同程度的坏死，有可能进一步出现局部感染。如治疗不及时，可能会引起感染的扩散，导致直肠黏膜下、肛周多间隙脓肿。极少数患者可能会出现菌血症甚至脓毒血症。国外曾有报道，因痔核嵌顿伴发的致死性门静脉脓毒血症。

败血症

内痔脱出肛外，若发生嵌顿，可引起水肿、缺血，最后痔核坏死、感染，造成败血症。

肛门松弛

痔块反复脱出肛外，造成肛门松弛，肛腺液外流。

肛门湿疹

痔核脱出，黏膜受到刺激可引起黏液分泌增多，分泌物可从肛内溢出，刺激肛周皮肤发生湿疹，出现肛周皮肤潮湿、瘙痒等症状。

肛周脓肿、肛瘘

因齿线区长期受到外界刺激，可引起炎症反应，并发肛乳头炎、肛窦炎，从而形成肛周脓肿，脓肿破溃后形成肛瘘。

掩盖肠癌

痔是一种良性病变，一般不会癌变。但有人报告，有痔疮、肛裂、肛瘘病史的患者，其患肛门肿瘤的危险性增加 2~3 倍，更需要注意的是，痔疮和肠癌都有可能出现便血症状。因此有肠癌患者会误认为自己患了痔疮，而延误了肠癌的最佳治疗时机。

总之，痔疮对人体有诸多危害，应引起广大临床医生以及痔疮患者的高度重视，但患者们也无需过于紧张，只要能引起足够的重视，做到尽早就诊、合理治疗，均可以避免以上所描述严重情况的发生。

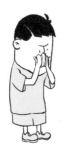

痔疮分为哪几种

　　临床上对痔疮的分类一般按照发病部位分为内痔、外痔、混合痔和环形痔 4 种。以齿状线为界来划分，发生在齿状线以上者为内痔，是由直肠末端黏膜下静脉曲张或移位形成；发生在位于齿状线以下者为外痔；齿状线上下同时存在者为混合痔；发展为肛周一圈的混合痔则为环形痔。

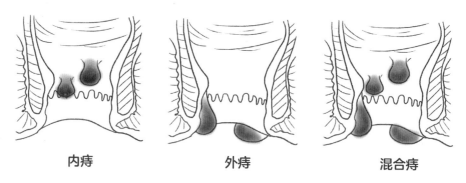

内痔　　　　　　　　外痔　　　　　　　　混合痔

　　内痔一般情况下，我们从外边看不到它的，当它生长到一定程度的时候，会随大便一起脱出到肛门外，就是大便时感觉有"肉球"从肛门内脱出来，有时不排便也可脱出，比如咳嗽、活动、排尿等情况。因为内痔表面覆盖的是黏膜，经常受到粪便的摩擦刺激，所以很容易出血。

　　外痔一般位于肛门口，是以肛门异物感或肿痛为主要表现的痔，有的是肛门突出的皮赘，有的是曲张的血管，有时曲张血管循环障碍会形成血栓，表现为肛缘皮下形成紫色的硬块，也就是血栓性外痔，早期疼痛剧烈，后期大部分可以自行吸收缓解。外痔表面覆盖皮肤，可以看见，根据临床症状和病理特点，可分为结缔组织性外痔、静脉曲张性外痔、血栓性外痔和炎性外痔。

混合痔不仅具有内痔的特点，如出血、脱垂等，也有外痔的特点，如皮赘、肿痛等。但值得注意的是，不是只要有内痔和外痔就叫混合痔，混合痔是一个整体，内外痔必须在同一部位。

内痔特点

内痔初起时症状不明显，仅在体格检查时才被发现。但随着痔核逐渐增大，症状会逐渐加重。内痔常见的症状如下。

大便出血

排便时或便后出血，色鲜红，血液往往与大便不相混合。有时粪便表面附有少量血液，或将手纸染红，有时为滴血或喷血。由于粪便擦破黏膜，或因排便时过于用力，血管内压力增高，以致曲张静脉血管破裂，排便时则有喷射状出血。长期反复出血，或多次大量出血者，还可能引起头晕、乏力等贫血症状。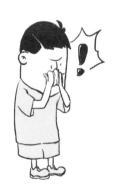

痔核脱出

由于痔核体积增大，排便时受到粪便的挤压，使其逐渐脱出肛外。

有时是 1~2 个痔核脱出，有时是全部痔核并带有直肠黏膜一起脱出。最初仅在排便时脱出，便后能自行复位。症状较重者，脱出后需用手推回或卧床休息方能复位。症状更严重者，除排便时脱出外，凡用力、行走、咳嗽、喷嚏、下蹲等，都可能脱出。脱出的痔核极易感染，常因发炎、水肿而发生嵌顿，难以回纳。

◆ 肛门疼痛 ◆

单纯内痔一般无疼痛，有时仅感觉肛门部坠胀或排便困难。如有发炎肿胀、水肿，痔内有血栓形成或嵌顿，则有疼痛。如脱出未及时复位，则疼痛加重。如发生嵌顿，有溃烂坏死，引起肛缘发炎水肿，则疼痛剧烈，患者坐卧不安。

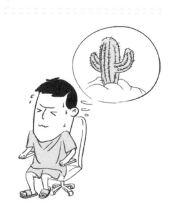

◆ 黏液流出 ◆

痔核反复脱出，引起肛门括约肌松弛，可出现分泌物从肛内流出。重者痔核常脱出于肛外，痔黏膜受刺激可分泌黏液，污染内裤，患者极不方便。

◆ 肛门瘙痒 ◆

因分泌物或脱出的痔核刺激肛周皮肤，使肛门周围潮湿不洁，发生湿疹和瘙痒。

外痔特点

外痔发生在齿状线下方，临床上根据不同特点主要分为结缔组织外痔、血栓性外痔、静脉曲张性外痔及炎性外痔四种。

结缔组织外痔

结缔组织外痔最常见。肛门口有突出的肉疙瘩，也称皮垂或皮赘。结缔组织外痔如无炎症发生，仅会感觉局部有异物感或排便后肛门部位不易清洁，常有少量分泌物和粪便积存，刺激肛门部位皮肤，可发生湿疹和瘙痒。如局部发生炎症，则会产生疼痛，影响坐立及行走。初起只是肛周皮肤皱襞肿大，中间可有粪便残渣及分泌物积存。日久因皮肤反复受到炎症刺激，则出现肛门外皮肤突起、质软、形成皮赘。

血栓性外痔

血栓性外痔常发生于便秘患者。患者用力排便或突然用力后，可突然在肛缘皮下出现圆形或椭圆形肿块，患者常感觉到明显的疼痛，可于活动或排便时疼痛加重。部分患者可感觉直肠下部及肛门有异物感，影响活动，坐卧不安。肿块表面颜色呈暗紫色，有时呈紫红色，稍硬，触痛明显。有时经 2~3 天肿块可逐渐变小，疼痛减轻，血块可逐渐吸收而后自愈。病情较重时，血栓逐渐变大，疼痛明显，常需进行手术治疗。

❖ 静脉曲张性外痔 ❖

　　静脉曲张性外痔也是一种常见的外痔，往往起病缓慢，初起时无明显症状或仅感肛门部肿胀不适，排便时症状可加重，便后恢复正常体位症状可不同程度的减轻或消失。检查可见在肛缘前后或围绕肛门有肿块隆起，表面为皮肤，皮下有迂曲扩张的静脉丛。

炎性外痔

　　炎性外痔是在结缔组织外痔、静脉曲张性外痔的基础上发生炎症而引起的，也可见于血栓外痔的急性炎症期。患者自觉肛门部灼热疼痛，往往于便后或活动后疼痛加重。肛缘皮肤皱襞突起如水泡样、表面光亮，肿胀、疼痛明显。检查时，可见肛门皱襞充血、肿胀，并有少量分泌物。

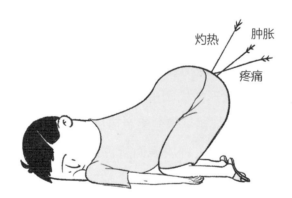

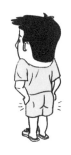

快速识别内、外痔

一般内痔不痛，而外痔疼痛

在肛管皮肤与直肠黏膜相连接的地方，可以见到一条由肛瓣和肛柱下端所围成的锯齿形环形线，叫作齿状线。别小看这齿状线，它在临床上可有大意义。齿状线以上是直肠，肠腔内壁覆盖的是黏膜；齿状线以下是肛管，肛管覆盖的是皮肤。它对痔的分类起到关键作用。发生在齿状线以上的痔是内痔，发生在齿状线以下的痔是外痔。齿状线以上分布的神经是自主神经，没有明显痛觉，故内痔多无明显疼痛症状，手术后此部分也无明显疼痛；齿状线以下分布的神经是脊神经，痛觉敏锐，故齿状线以下的病变常伴有明显疼痛，此部位术后容易发生明显的疼痛。所以一般内痔不痛，而外痔可能会出现疼痛。尤其是当发生血栓性外痔或炎性外痔时，可能会出现剧烈的肛门疼痛，病情较重时连坐立、行走甚至排便都很困难。

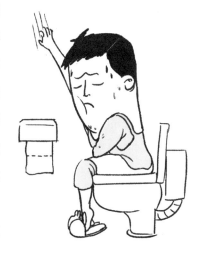

一般内痔出血，而外痔不出血

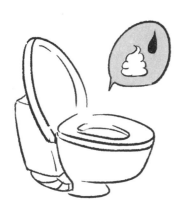

齿状线上方是消化道黏膜，因内痔发生在齿状线以上，所以内痔表面覆盖的是柔软的黏膜，当干硬的粪便通过时容易使柔软的黏膜受到摩擦而出血。

齿状线下方是肛管皮肤，因此发生在齿状线以下的外痔表面覆盖的是结实皮肤，不容易因摩擦而出血，所以一般内痔出血，而外痔不出血。

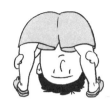

痔疮三不会

痔疮不会癌变

　　有很多人得了痔疮后担心会癌变。其实这种顾虑没有必要。痔疮是一种良性疾病，到目前为止，尚未见到有痔疮癌变的报道。但这里必须提醒各位，痔疮的主要临床症状是便血，但并不表示便血就是因为痔疮引起的。所以，当我们出现便血或其他肛门部症状时，一定要到正规医院就诊，明确诊断是否为痔疮，以防误将肠癌等其他疾病当成痔疮，耽误治疗。

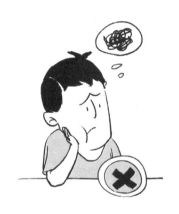

痔疮不会传染

　　"得痔疮的人那么多，会不会是因为被传染的?"有这样的疑问的人可能还真不少。要问痔疮到底会不会传染，首先需要知道痔疮是怎么发生的。痔疮是肛周最常见的良性疾病，其发生和不良饮食习惯、久坐久站、便秘、大便干结、局部解剖结构以及女性妊娠时腹压增高等多种原因相关。在多种因素的作用下发生肛垫向下移位或肛周静脉回流受阻、静脉曲张而形成静脉团，从而导致痔疮的发生。

在其发生及发展的过程中并无传染源。因此，痔疮是不会传染的，我们不必担心。

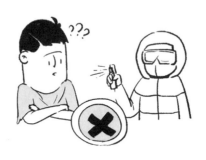

痔疮不会遗传

有一些学者注意到，某些家族具有痔疮发病的聚集倾向。有学者报道，有近一半的痔疮患者有痔病的家族史，因而认为痔疮可能和遗传有关。但也有学者认为，痔疮的发病率在 50% 左右，既然痔疮的发病率如此高，那么在同一个家族中有多名成员同时患痔疮就不足为奇了，所以他们认为痔疮有遗传倾向并没有确凿的证据。其实要看一个疾病是否会遗传，更重要的是看其是否存在疾病相关的遗传基因，到目前为止，尚未见有学者报道关于痔疮的遗传基因；而且，在众多的痔疮发病相关因素中，也未见有与染色体有任何相关性。因此并不能说痔疮是一种遗传性的疾病。生活习惯在痔疮的发生中也起到了重要作用。临床上所观察到的痔疮发病的家族聚集性现象很可能是因为同一家族的成员具有相似的生活习惯。因此我们不需要因为家中有人患有痔疮而担心被遗传。

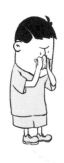

分清那些易与痔疮混淆的疾病

痔疮本身是一种良性疾病，只要认真对待、正确治疗，往往预后良好，不容易引起严重后果。但我们需要特别注意的是，痔疮常有便血、脱出和肛门分泌物等症状，临床上有不少疾病可能会出现相似的症状，因此我们应当注意进行区别，切勿把其他疾病误认为是痔疮而不及时、正规的治疗。容易和痔疮相混淆的疾病主要有以下几种。

肛裂

肛裂虽然也可出现便血症状，但一般便血量较少，多为便后厕纸带血，排便时尤其是大便干燥时会出现肛门疼痛、往往便后疼痛加剧，局部检查多可在后正中或前正中见到肛管皮肤有裂口存在。

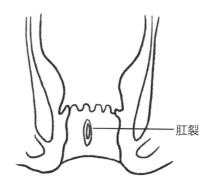

肛裂

直肠息肉

多发生在 10 岁以内的儿童，呈紫红色、有蒂、质硬、表面光滑，易出血，有时可脱出肛门外。常有便血症状，血色鲜红，一般血与粪便不相混，也可偶见便血量较多。

直肠癌

早期可便血、便次增多、里急后重感等，常被误诊为痔，以后出现黏液血便、脓血便、大便变细等症状，但直肠指检可发现形状不规则、质地坚硬、表面凹凸不平、呈菜花状的肿块指套有血迹，经活体组织检查可以定性。

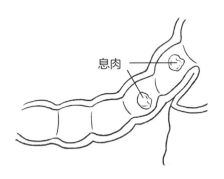

息肉

细菌性痢疾

表现为急性腹泻，排黏液脓血便，多伴有恶寒、发热、腹痛、里急后重等症状，左下腹可有压痛。粪便中可查见痢疾杆菌。

肛乳头肥大

病变部位位于肛内齿状线处，表面为肛管上皮，常呈锥形或三角形，质地较硬，多呈灰白色，一般肛乳头肥大本身无便血症状，可有刺痛或触痛。当肥大的肛乳头增大时，

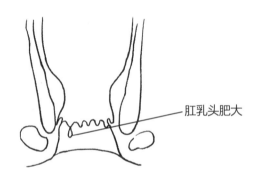

肛乳头肥大

便可出现肛内肿物脱出的症状。

直肠脱垂

多见于儿童和年老体弱患者。脱出物与痔核不同，为粉红色黏膜、呈环状，表面可有环形皱襞，黏膜光滑，无静脉曲张。一般不出血，如脱出的黏膜受到损伤，则可发生溃疡及出血。肛门指检有可能触及折叠的黏膜。

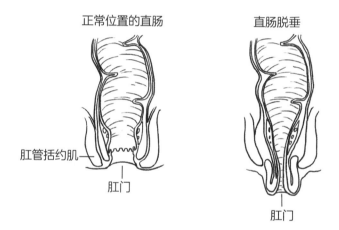

正常位置的直肠　　直肠脱垂

肛管括约肌

肛门

肛门

溃疡性结肠炎

可有便血症状。近年来其发病率逐渐增高，以病变在直肠和乙状结肠者居多，也有整个结肠都存在病变的患者，常有腹痛腹泻、里急后重、脓血黏液便等症状，少数患者可见关节疼痛、虹膜炎等肠道以外的表现。肠镜检查及病理活检有助于确诊。

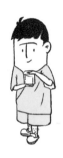

就医指南

怀疑自己得了痔疮怎么办

　　很多患者认为得了痔疮是一件难以启齿的事，所以羞于就医。其实这样不利于我们的健康。当我们怀疑自己得了痔疮时，需要注意两个问题：第一，到底是不是痔疮；第二，如果是痔疮，务必要规范治疗。因此，如果怀疑自己得了痔疮，一定要到正规医院肛肠专科就诊。医生会进行详细的询问、认真的检查，以明确诊断。如果确定为痔疮，需进行规范治疗。

是痔疮吗

需要去医院吗

挂肛肠科吗

痔疮是什么症状

会不会是肠胃的问题

有点不好意思诶……

得了痔疮就医前需要做什么准备吗

得了痔疮一定要到正规医院肛肠专科就诊。那么，就诊前需要做哪些准备呢？如果考虑为痔疮，肛肠专科医生会根据具体情况做一些必要的专科检查（如肛门视诊、肛门直肠指诊、肛门镜检查），为了保证检查的准确性和有效性，因此在就诊前应做好充分的准备。

1 应该穿什么　来医院多数要进行肛门直肠的局部检查，所以不要穿难脱的衣裤。

2 大便要排空　检查是否有痔疮，大部分都会做肛门指诊和肛门镜检查，所以需提前排空大小便，否则指诊时触及肠腔内的粪便会影响医生的判断，还随身准备一些卫生纸。

3 检查要放松　做肛门指诊和肛门镜检查时多少会有些坠胀和不适，一定要放松，这样会减轻检查带来的不适感，如果真的很疼要及时向医生说明，千万不要突然躲闪，这样更容易增加不适感，医生也不容易检查清楚。

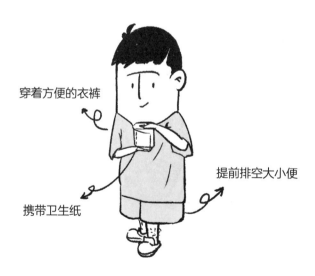

穿着方便的衣裤

提前排空大小便

携带卫生纸

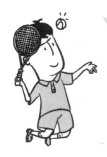

导致痔疮的不良
生活习惯

　　不良的生活习惯与很多疾病关系密切，痔疮也不例外，因此，改变不良的生活习惯，对于预防痔疮十分必要。以下不良生活习惯与痔疮的发病密切相关。

　　❶ **久坐、久站**　中医认为"正气存内，邪不可干"。锻炼身体如做操、打拳、散步、打球、游泳、爬山等，可增强体质，提高机体抵御外邪的能力。对于久坐、久站工作的人，要尽量安排时间活动下肢和臀部肌肉，使气血通畅，减少局部气血瘀滞。

　　❷ **过度的情志刺激**　避免过度的情志变动，戒怒少思，心胸开朗，乐观愉快，使精神处在最佳状态，这样有助于使机体处于良好状态、有利于防病于未然。

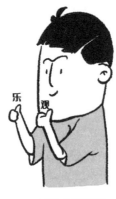

保持心情愉快

3　不良的饮食习惯　晨起饮蜂蜜水或温水一杯；忌食辛辣刺激食物如酒、辣椒、芥末等。另外不偏食，饮食要五谷杂粮粗细搭配、荤素均衡，吃时细嚼慢咽。改变不良的饮食习惯有助于预防便秘，可以减少肛肠疾病的发生。

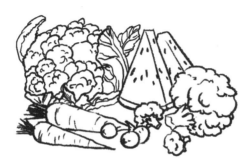

多吃蔬菜水果

4　劳逸过度　临床中常发现患者容易在过度劳累时痔疮发作，所以预防肛门疾病要适当休息，注意劳逸结合。经常站立的劳动者，要适当坐卧休息；久坐、久蹲者，需注意增加站立、行走等活动。

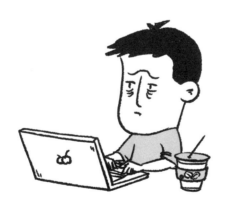

注意劳逸结合

5 不良的排便习惯　养成良好的排便习惯，包括排便定时有规律（每天或隔日定时大便 1 次），排便时用力适当，耗时不长，排出通畅，不干燥，不稀薄，便后有轻松感，平时注意不要人为地抑制便意感，便时不要玩手机、看书、吸烟等。排便最佳时间为晨起或早餐后，早晨起床后人体结肠的运动会增加，饭后由于食物的刺激可加速胃肠蠕动，亦可产生便意。

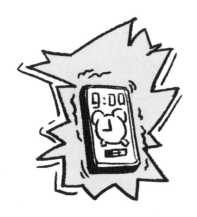

养成排便习惯

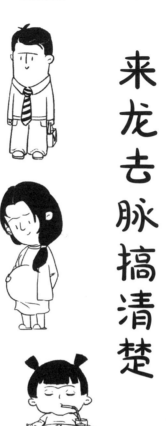

来龙去脉搞清楚

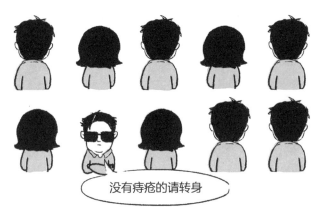

十人九痔，十女十痔

身边应该会遇到这样的事，有人说："哎呀，这几天痔疮犯了。"另一个说："没事，用点痔疮栓就行了，十人九痔嘛！"

十人九痔这个说法对吗？甚至有人更为夸张，直接说"十女十痔"，似乎女人就天生就注定要得痔疮一样。

没有痔疮的请转身

这些说法是真的吗？十人九痔，这意味着什么？十个人里九个人会有痔疮！痔疮的发病率达到90%，真的有那么高吗？岂不是放眼望去满世界都是得痔疮的人？让我们放下疑问，来到真实的世界。

首先能够肯定的是，痔疮是人类最常见的疾病之一，可以发生在任何人种、任何年龄、任何性别。总的来讲女性高于男性，黄种人、白种人多于黑种人。有统计，我国这几年肛肠疾病发病率在59.1%，其中仅痔疮的发病率就占了87.2%，孕妇痔疮发病率又高达76%。也就是说，您的身边平均每两个人里就可能有一位曾出现过与痔疮相关的症状。这在医学界里是很高的数字了，虽然没有广为流传津津乐道的"十人九痔""十女十痔"那么夸张，但也是一个较高的数字了。

痔疮发病率高，但发病率高不等于就诊率高，人们对痔疮似乎都很熟悉，但又不是特别了解。很多人都认为肛肠疾病是小毛病，也有的人因为发病部位隐秘而不愿就医。调查显示，患者对肛肠疾病的认知率为 48.1%，就诊率仅为 28%。

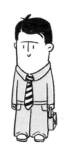

什么样的人容易得痔疮

经常听到身边有人这样说："前几天喝酒了，痔疮犯了……""平时总便秘，这不，又拉血了……"那么这些情况是否真的和痔疮有关系，哪些人更容易得痔疮呢？

总结如下，大家对号入座。

1 久站或者久坐的人，某些职业发病率会增高，比如教师、司机、医生等。

2 如厕时间过久的人，没错，说的就是你，上厕所一直玩手机的那位，最难以理解的是竟然有人在厕所里追剧！

3 大便干燥，排便困难，用尽全身力量排便的人，有可能让痔疮盯上你！

4 腹泻，经常拉肚子，肛门拉肿了，痔疮就掉下来了。

5 慢性疾病、体质虚弱，或者过度减肥，导致严重营养不良的你，要注意了！

6 老年人，当你老了，头发白了，痔疮也掉下来了。

7 肛门部感染疾病的患者。

8 妊娠，所以每一位母亲都是伟大的。

9 慢性咳嗽、经常呕吐，腹腔压力大，就像挤牙膏，把痔疮从肛门挤出去了。

10 有研究表示紧身衣可以增加痔疮的发病率，爱美的你，要慎重了。

11 其他的因素还有吸烟、气候、遗传、心理疾患、内分泌改变，

这些都与痔疮有关。

上面提到的这些因素，有一些是我们无法避免或者难以避免的，比如年龄、职业、妊娠……但有一些不良习惯，是可以试着改变的，为了自己，更为了身边关心你的人。

痔疮的发病和年龄有关

痔疮作为一种常见病和多发病，可发生于各年龄段，但在20~40岁间的青壮年中最为多发，10岁以下的儿童中基本没有痔疮。儿童及青少年很少患痔疮，这可能与血管、肌肉等组织弹性好有关，再加上活泼好动、体位多变，不容易发生血液瘀滞在肛门部的情况。随着年龄的增长，学习及工作压力逐渐增加，可能导致活动减少；再加上随年龄增大，血管弹性可能逐渐下降，因此成年之后痔疮的发病率逐渐增高。痔疮的症状可随年龄的增加而逐渐加重。

痔疮的发病与职业有关

痔疮是一种常见病，各种职业人群中都可发生，但在临床工作中发现，痔疮的发生与职业因素有一定的关联。如理发师、营业员等从事长时间站立工作的人；电焊工、翻砂工等从事长时间下蹲工作的人；银行职员、司机等从事久坐工作的人，其痔疮的发病率相对较高。主要是久蹲、久坐、久站，导致肛门直肠部位血液流动不畅，与其有一定关系。

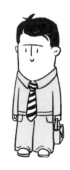

痔疮的发病与辛辣食物有关

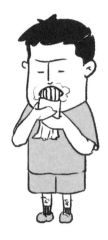

　　有的人吃饭时喜欢搭配辣椒、生姜、葱蒜等作料，夏季晚上时，吃完饭过后又喜欢吃夜宵，吃烧烤、喝啤酒等。喜食辛辣刺激性食物，如喜饮酒、吃辣椒，可使肛门直肠的血管充血扩张，粪便内所含水分也因血管的充血被吸收，使大便秘结、排便困难、腹部压力增高。另外，辛辣刺激食物可能刺激直肠黏膜而引起局部水肿，长期作用使静脉壁僵硬、弹性减退，扩张淤血等而导致痔疮发生。

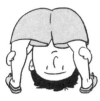

痔疮与便秘互为因果

便秘可以引起许多肛肠疾病，如内痔、外痔、肛裂、肛瘘、脱肛等，在便秘患者中痔疮患者占有很大的比例，痔疮与便秘有着密切的关系，可以说便秘是导致痔疮发生的机械因素之一。

首先，便秘时干燥粪便压迫直肠，使直肠黏膜下层的静脉直接受压，造成直肠肛门静脉血液回流障碍，特别是直肠上静脉及其分支因缺少静脉瓣，血液容易产生淤积，从而促成痔疮的形成。

其次，便秘时排便时间延长及用力努挣，可使腹压增高，肛门直肠受压，使直肠肛门静脉血液回流受阻，加之直肠血管排列上的特点，在不同平面穿过肌层，更易受粪便压迫，使黏膜下静脉扩大曲张而发生痔疮。

便秘严重时甚至可导致直肠黏膜和肌层分离脱出，肛管随粪便下移，久而久之则易发生痔疮。干燥粪便通过肛门，过度牵张肛门部皮肤，撕裂皮肤皱褶，引起感染、水肿和炎症，久之则成为结缔组织外痔。另外，痔疮也可引起便秘或加重便秘，这是由于痔疮可引起排便疼痛，特别是在内痔发生脱出并绞窄时，可使患者因此惧怕排便或强忍便意，使粪便在肠内滞留过久，从而促成便秘或使便秘加重。

由此可见，痔疮与便秘有着极其密切的关系，在发病学上两者往往是互为因果的。

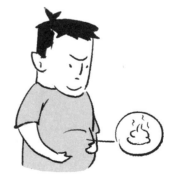

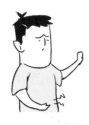

便秘引起痔疮，腹泻就不会了吗

多数人都知道，便秘的人容易引起痔疮，所以许多人误以为只要大便不干燥就不容易得痔疮，甚至有的人长期口服润肠通便的药物或者保健品，认为腹泻了就没事了。

一些爱美的女孩也加入了这一行列，每天吃着所谓的能够润肠通便的减肥茶，隔三差五"拉拉肚子"，美其名曰减脂塑身。大便稀了一段时间，发现不对了，加入到痔疮的行列了，于是开始后悔。

这还算不严重的。再吃下去就不是痔疮这么简单了，长期吃这些乱七八糟的保健品、减肥茶、肠清茶等，很有可能会得一种病，"结肠黑变病"。因为这些产品里往往会添加"大黄"这一类的泻药，我们叫蒽醌类泻剂，长期吃这种东西就可能把肠子吃黑，便秘的人会加重便秘，最后不吃它就拉不出大便来，越吃肠子就越黑，便秘也越重，恶性循环。本来不便秘的人，因为吃这些产品，最终也加入到了便秘的行列。那时才是真正后悔。

我们言归正传，其实腹泻也是诱发痔疮的一个重要因素。腹泻发生后，蹲厕所的次数就会增加，排便下坠感很强烈，造成痔疮进一步下移加重。而且腹泻多数是由肠炎引起的，这种炎症的反复刺激会造成肛门直肠局部血管变脆弹性下降，就容易导致痔疮的形成。所以如果您经常拉肚子，先不说要检查肠道，单是为了远离痔疮，就应该早点检查治疗了。

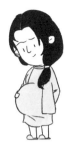

妊娠期女性易引发痔疮

　　检查出怀孕时，这大概是一个女人最幸福的时候。可美中不足的是，不少女性在怀孕期间得了痔疮，有数据统计，孕妇痔疮的发病率高达76%，这是一个很高的数字了。那么为什么怀孕容易引发痔疮呢？且听我慢慢道来。

　　1 饮食结构的改变。怀孕是全家人关注的头等大事，如何保证怀孕期间足够的营养更是重中之重。于是各种美食接踵而来，顿顿大餐，肉吃得多了、动物蛋白摄入过量了，大便逐渐干燥，出现了排便费力、解不出来的情况，就容易得痔疮。

　　有个朋友怀孕了，向我诉说她的苦恼，原来是她特别发愁吃饭，因为婆婆对她格外照顾，要求她每顿饭吃掉6个鸡蛋！私下里感觉这不是关照，这是"虐待"，一顿6个、一天就是18个！想一想就烦腻，感觉鸡蛋直接顶在嗓子眼了。这样吃下去，相信用不了多久，体重超标、血脂超标、便秘等一系列问题就会接踵而来。爱要有度，爱过了就是害了。

　　与此相反，还有的女性妊娠反应较重，这个不吃那个也不吃，造成饮食结构紊乱，同样也会导致大便干燥，诱发痔疮。

　　2 怀孕后随着孕周的增加，子宫会慢慢增大，越来越大的子宫逐渐开始压迫下腔静脉、盆腔静脉、痔静脉，长时间的压迫造成痔静脉丛压力增大，这样就容易引起痔疮的发生。

　　3 怀孕以后体内的不少激素水平会发生变化，其中雌激素的增加可以刺激肛垫，造成血管充血水肿；而孕激素会使血管扩张、张力下降，进一步加重了痔疮的发生。

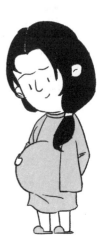

❹ 很多人怀孕以后，不愿意活动，久坐或者久卧时间长，这样导致静脉的回流缓慢，血管压力相对平时增大，就容易发生痔疮。

以上就是为什么孕妇容易得痔疮的原因，对我们来说有一些真的是可以避免的，为了我们的健康，怀孕的您一定要注意。

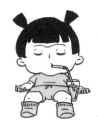

小儿也有痔疮

孩子是全家的宝，孩子有病全家揪心。出门诊时，经常能见到全家出动，抱着几个月大的孩子，大家一脸紧张，一进诊室就脱了孩子的裤子，露出可爱的小屁屁。孩子哭着喊着，两个大人一个抱孩子、一个摁着腿，旁边还有人抢着说："医生，你看看这是什么？孩子肛门口长东西了！"

痔疮是年龄的标志，随着年纪的增长，发病率也会增长。但这并不意味着年纪小的孩子们就不会得痔疮。俗话说有"痔"不在年高，孩子虽小，却也是有"痔"之士，孩子也是会得痔疮的。

长期便秘、经常腹泻、体质瘦弱，有这些症状的孩子都是痔疮的高发人群。在他们解大便时，家长会在肛门口发现突出的红色或者紫红色的小包，大的时候有指甲盖大，小的时候像个大米粒。还有的肛门口没东西，直接拉血。孩子一拉血更是了不得，把大人们吓得六神无主、魂不守舍。殊不知，小孩子也会得痔疮。

当然，拉血是孩子得痔疮后最常见的症状之一，除痔疮外，还有其他因素也可能引起拉血。比如说长期大便干硬导致肛裂，再比如说，有一些直肠息肉也会引起出血。所以为了安全起见，我们家长最好不要给孩子贸然做出痔疮的诊断，还是要找专科医生看一下，避免误诊。

孩子得痔疮后，不要过度紧张，多数情况下只要改善便秘或者治疗腹泻的症状就可以了，小孩子愈合能力强，慢慢自己就会好，但如果痔疮过大也可做个小手术来解决，具体的治疗我们会在第三章讲到。

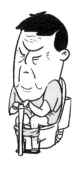

老年人易引发痔疮

国内报道：老人因肛门病就诊者，痔的患病率高达 60%。其中，男性为 67%，女性为 47%，男性明显高于女性。各类痔发病的顺序是，混合痔最多（占 49.5%），其次是外痔（占 29.8%），内痔（占 16.7%）。女性以外痔为主，男性以混合痔为主。发病率最高年龄为 60~69 岁，占 67%，随着年龄的增长，发病率逐渐下降，70~79 岁为 54%，80 岁以上为 38%。

◆ 老年人痔疮的临床特点 ◆

1 **病程长**　老人痔疮的病史一般较长，其原因是年轻时患病，迁延日久，年老体弱使旧病复发或进一步加重而延医求治。

2 **病情重**　多为 Ⅱ、Ⅲ 度内痔和混合痔或环状痔，均有不同程度直肠肛管黏膜脱垂。来医院就诊时多数伴有血栓、嵌顿、炎性水肿，这与病程长、反复发作有关。

3 **脱垂多**　内痔脱垂约占 53.3%，多为气血虚衰、中气下陷、摄纳无力而成脱垂不收。老年患者因肛门括约肌松弛、肌张力减低、骨盆直肠窝及坐骨直肠窝脂肪含量减少，是痔脱垂的主要原因。慢性咳嗽便秘或慢性腹泻，导致括约肌纤维化、肛门挛缩，常易发生内痔脱出嵌顿。

4 **合并症多**　老年痔疮患者多合并有多系统的慢性疾病，其中以习惯性便秘和心血管疾病者居多，给痔疮的治疗带来了一定困难。

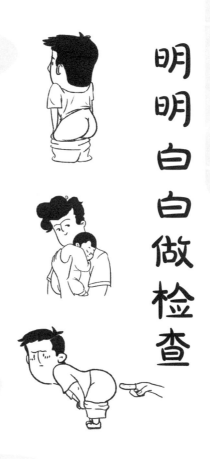

第三章

明明白白做检查

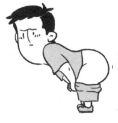

痔疮三项必须检查

肛门视诊

肛门视诊通常要求我们左侧卧于检查床上，全身放松，尤其要放松肛门部，对于怀疑有内痔、直肠息肉、直肠脱垂者亦可采用蹲位排便法观察。通过肛门视诊检查，专科医生主要观察肛门外形是否完整，有无外痔、裂口、脱出物，周围有无瘘管、湿疹、溃疡、肿块、脓血及黏液等。对于蹲位脱出的内痔、息肉，专科医生会描述其位置、大小、色泽、有无出血等。所以说，肛肠专科医生在做肛门视诊检查的时候，我们尽可能放松肛门，配合检查，使专科医生获得更为全面的信息，以助于更为客观地评估病情、明确诊断。

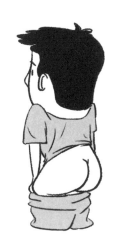

直肠指诊

肛门直肠指诊是专科医生将手指伸入患者肛门里，通过触诊来了解患者肛门及直肠下段病变的一种检查方法，该检查具有廉、简、便的优点，是肛肠科最为常见的一种专科检查。

肛门直肠指诊有什么作用

肛门直肠指诊虽然简单，但却有重要的作用。肛肠专科医生可以通过肛门直肠指诊评估患者是否存在肛管和（或）直肠狭窄、肛管皮肤黏膜下是否存在瘘管、肛管直肠腔内是否存在异常肿物隆起、局部有无压痛或脓腔，退指是否存在出血等情况。

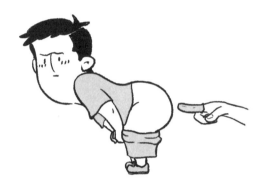

肛门直肠指诊为什么十分必要

相对于 CT、磁共振、直肠腔内超声等众多科技感的检查，肛门直肠指诊作为一个古老而经典的检查方法，在肛肠科的专科诊治过程中十分必要。临床上有很多肛管及直肠的肿瘤都是通过肛门直肠指诊而诊断。另外通过肛门直肠指诊也可以对前列腺、子宫颈等肛门直肠周围的组织器官进行触诊，分析相关病情，以助于临床诊断及鉴别诊断。因此，肛门直肠指诊是一种十分重要而不可替代的专科检查，需将其作为一种常规检查。

肛门直肠指诊可检查出什么疾病

1 内痔 一般内痔是柔软的，需有经验的肛肠专科医生方能分辨其不同部位的大小和多少，但如局部有血栓形成，则可摸到光滑的硬结。

2 肛乳头瘤 通过指诊可摸到表面光滑，质地偏韧而可推动的、带蒂肿物，指套干净，有些肛乳头瘤可被引出肛外。

3 直肠息肉 可摸到质软的黏膜上肿块，边界清晰，可以推动，指套上常染有血迹。

4 直肠癌 在肠壁上可触及肿物，质地偏硬，其表面可凹凸不平，退指指套上往往染有脓血和黏液。

5 肛瘘 通过指诊可触及条索状物，有时在肛内可摸到小硬结或凹陷，多为引起肛瘘的感染病灶。

6 肛周脓肿 骨盆直肠间隙脓肿及直肠后间隙脓肿，在直肠腔内可摸到压痛性肿块，表面较光滑。其他间隙脓肿可用拇指、食指（示指）作双指触诊检查，即食指放在直肠内，拇指放在肛周皮肤上，拇、食指触诊，可以发现肛管前深、后深间隙脓肿、坐骨直肠间隙脓肿等肛周脓肿。

7 肛周病变 肛周皮肤或皮下病变。

有肛肠专家指出，在肛门指诊检查中，肛肠专科医师的食指就是肛肠专科医生的眼睛，专业上称"指诊眼"，可以发现和诊断大多数常见的肛门直肠疾病，包括上文中列举的肛门直肠器质性病变，以及尚未说明的部分功能性的疾病。

肛门直肠指诊前需要做的准备

肛门直肠指检是肛肠科最常用的一个基本检查项目，到肛肠科诊治的大多数肛肠常见病都会使用到该检查项目。因此在我们到肛肠科就诊前应做好接受肛门直肠指检的准备。具体主要有以下几个方面。

1 就诊前需排空大便，便于肛门直肠指检时医生能够清楚的触摸肛管直肠壁，有利于发现问题。

2 排空小便，以利于盆底肌肉的放松，便于积极配合检查。

3 尽量放松心情，调整好心态，配合检查。

4 在检查时尽量全身放松，尤其肛门部放松，以便于顺利进行检查并减轻不适感。

5 必要时需有家属陪同。

肛门直肠指诊难受吗

肛门直肠指诊时医生会将手指伸入患者肛门里，对肛管及直肠下段腔壁进行触诊，因此检查时肛门部会有肿胀、疼痛等不适感。因病情不同，接受肛门直肠指诊时的感受会有所不同。对于大多数患者来说，最主要的为肿胀、异物不适感，因医生手指插入患者肛门，肛门受到刺激后会产生肛内异物感或便意感，检查结束后这种不适感一般可在一刻钟左右得以缓解。建议患者在接受肛门直肠指诊时尽量放松肛门，可配合进行排便的动作，以使肛门括约肌放松，这样有助于医生食指的插入，减轻不适感；尽量避免因难受而紧缩肛门，这样反而容易加重肛门局部疼痛感。另外肛周脓肿及肛裂的患者，如果接受肛门直肠指检，往往会产生疼痛感。但肛肠专科医师会在仔细询问和分析病史的前提下做出综合评估，再根据肛门局部视诊的情况决定是否进一步行肛门指检。对于部分诊断明确、以局部疼痛为主要特点的疾病，医生会根据情况暂缓进行肛门直肠指诊。

肛门镜检查

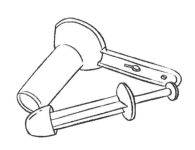

肛门镜检查也是肛肠科常用的一种检查方法，又称为肛门直肠镜检查，是以管形内镜对肛管及直肠下端黏膜进行观察的一种检查方法。肛门镜的长度一般为7~10cm左右，内径大小不一。主要用于针对肛管齿状线附近及直肠末端的病变进行观察，必要时还可以在肛门镜下对病变组织进行活检。该检查方法具有简便易行、临床价值大的优点，因此在肛肠科临床被广为使用。

◆ 肛门镜检查有必要吗 ◆

肛门镜检查虽然看上去很简单，但其操作过程需要注意使用技巧，否则会损伤肛管直肠黏膜，故需肛肠专科医生进行。通过肛门镜检查可以对直肠末端黏膜、肛管皮肤及两者的交界处齿状线附近进行直视下观察，而此区域是肛肠疾病的好发部位，痔、肛瘘、肛乳头肥大等大部分肛肠科常见疾病都发生在此处。因此，大部分肛肠疾病都可以通过肛门镜检查被发现。另外，通过肛门镜检查还可以评估痔的程度、肛瘘的内口位置等，为临床的进一步诊治提供依据。所以说肛门镜检查具有极重要的临床意义，不管是患者还是医生都应当给予足够的重视。

哪些情况需要考虑行肛门镜检查

作为肛肠科的一项常规检查，在什么情况下医生才会考虑给患者进行肛门镜检查呢？一般对于出现便血、肛门坠胀、便后肛内肿物脱出、肛门溢液等肛门直肠疾病相关症状的患者，医生会考虑进行肛门镜检查，以辅助明确诊断及鉴别诊断。另外，对于肛管及直肠末端在肛门镜可见范围内有病变组织，可经肛门镜进行组织活检。

什么情况不适合行肛门镜检查

肛门镜检查是肛肠科的一项常规检查，那是不是所有肛肠科患者都要做肛门镜检查呢？答案是否定的。虽然肛门镜检查具有操作简便的优点，且具有重要的临床价值，但并非在任何情况下都适用。在一些特定的情况下，是禁行肛门镜检查的，如：对于肛管及直肠狭窄的患者，肛门镜无法通过，如果强行检查，可能导致局部损伤，给患者带来痛苦；以肛门直肠局部疼痛为主要特点的疾病（如：肛裂、肛门直肠周围脓肿等），如诊断已明确，再进行肛门镜检查，势必给患者带来不必要的痛苦，有的甚至会引起损伤，导致病情加重；对于考虑有直肠穿孔的患者，为避免导致病情加重，也不可行肛门镜检查；另外全身状况差、不能耐受的患者，或有严重精神疾病的患者也不可行肛门镜检查。

肛门镜检查前需要做什么准备吗

为了保证肛门镜检查的效果，我们在接受肛门镜检查前应当提前做好相关准备、积极配合检查。主要的准备内容及注意事项有：检查前应当排空大便，必要时检查前可使用开塞露或生理盐水局部灌肠助排空粪便，避免在接受肛门镜检查时由于肛门内粪便积存而无法对肛管及直肠壁进行有效的观察；提前排空小便，防止由于控制小便而导致肛门部肌肉无法放松；可取侧卧位，一手协助分开臀部，以充分暴露肛门，便于医生操作；检查时应尽量放松心情，积极配合检查；在接受检查时应放松肛门部肌肉，不要夹紧两侧臀部；在肛门镜插入时可深呼吸，以协助放松，必要时可做排便动作，以帮助放松肛门括约肌；当肛门镜插入肛门后不可突然回缩身体或收缩腹部。

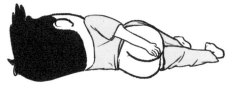

肛门镜检查难受吗

肛门镜检查是医生将肛门镜插入患者肛门直肠进行观察的一种检查，因此检查时会有不适感。因病情不同，接受肛门镜检查时的感受会有所不同。对于大多数患者来说，最主要的不适感和接受肛门指检时的感觉基本相似。我们在接受肛门镜检查时，可尽量放松肛门，减轻这种不适感；肛肠专科医师会在检查前仔细询问和分析病史，对病情进行综合评估。对于部分诊断明确、以局部疼痛为主要特点的疾病，除非必要，医生一般不会进行肛门镜检查。因此我们不必对肛门镜检查过于恐慌，在大多数情况下，接受肛门镜检查所带来的不适感是可以忍受的。

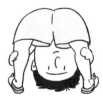 # 门类众多的检查如何选择

得了痔疮，只要去看医生，凭借医生的"一双眼，一个肛门镜"，即上文中提到的肛门视诊、肛门直肠指诊及肛门镜检查，这些简便的专科检查就可以在门诊明确痔疮诊断，不需要借助特殊和繁琐的化验和检查设备。但是，为什么我们就诊时医生还会让有些患者去做一些其他检查呢？这是因为，像便血、疼痛等痔疮的症状并不具有特异性，也就是说不是痔疮独有的症状，其他疾病也可以引起这些症状，所以需要和其他疾病相鉴别。比如，大便出血虽然是痔疮的常见症状，还有其他很多疾病也可以引起便血，比如肠道炎性病变、肠结核、肠道寄生虫病、肠息肉、肿瘤等。所以医生有时候会让患者去做一些检验和检查；这些辅助检查的目的不是为了明确痔疮的诊断，而是为了鉴别诊断，排除是否合并其他严重消化道疾病，如炎性肠病和大肠肿瘤等。同时了解和评估全身基础情况以排除药物治疗或手术禁忌证，评估治疗风险，制定个体化的合理的治疗方案。

粪便隐血试验

大便隐血试验是测定消化道出血的一种方法，主要用于检验肉眼不可见的少量出血。检查标本在粪块中央挑取，粪便应新鲜，为提高检出便中血液的概率，可多次采集大便样本。大便隐血试验快速简单，

而且无痛，该试验可检测大便中的少量血液成分。多次、持续性隐血试验阳性，提示消化道慢性出血。作为最简便廉价的筛查手段，临床常规应用。大便隐血试验只能提示消化道出血，但是不能明确是什么疾病引起的出血，虽然痔疮便血是最常见的原因，但是能引起便血的原因较多，常见消化道的炎症、息肉、肿瘤等，需要进一步鉴别诊断明确病因。另外，试验前3天内不要食用动物血制品、肝、铁剂（硫酸亚铁、枸橼酸亚铁、红色补丸、富马酸亚铁等）、富含叶绿素的食物（菠菜、青菜等），避免假阳性反应；也不要大量服用维生素C或其他有还原作用的物质，避免出现假阴性反应。

血常规检查

　　血常规是指通过观察血细胞的数量变化及形态分布从而判断血液状况及疾病的检查，随着检验现代化、自动化的发展，现在的血常规检验是由机器检测完成的。血常规检查包括红细胞计数（RBC）、血红蛋白（Hb）、白细胞（WBC）、白细胞分类计数及血小板（PLT）等，通常可分为三大系统，即红细胞系统、白细胞系统和血小板系统。血常规中的许多项具体指标都是一些常用的敏感指标，对机体内许多病理改变都有敏感反应，其中又以白细胞计数、红细胞计数、血红蛋白和血小板最具有诊断参考价值。此外，血常规检查还是观察治疗效果、用药或停药、继续治疗或停止治疗、疾病复发或痊愈的常用指标。其中重要的项目，比如血红蛋白和红细胞，可以初步判断患者有没有贫血，以及评估贫血的严重程度。痔病患者长期、反复发作的慢性便血，血液通过大便丢失，日积月累，就会导致慢性贫血。而要纠正贫血，仅仅通过口服药物改善贫血是不够的，必须控制痔病的出血症状，纠正"入不敷出"。另外，白细胞如果明显偏高，尤其是伴有中性粒细胞明显偏高的时候，往往见于炎症感染，比如混合痔反复发作，脱出嵌顿，便后不能回纳入肛门内，发生感染，这时往往患者坐立不安，疼痛难忍，排便时更是如临大敌。当混合痔伴有感染，也就是发炎的时候，会出现白细胞以及中性粒细胞明显偏高的现象，这时候医生会根据患者临床表现和血常规检查报告中的白细胞、中性粒细胞计数情况，考虑全身或者局部外用抗生素治疗。

凝血功能检查

机体的凝血功能是由血小板、凝血系统、纤溶系统和血管内皮系统等的共同作用来完成的，是指使血液由流动状态变成不能流动的凝胶状态的过程的一种能力，实质就是血浆中的可溶性纤维蛋白原转变不溶性的纤维蛋白的功能。凝血功能检查主要包括血浆凝血酶原时间（PT）及由 PT 计算得到的 PT 活动度、国际标准化比值（INR），纤维蛋白原（FIB），活化部分凝血活酶时间（APTT）和血浆凝血酶时间（TT）。当某些其他疾病如凝血因子缺乏、血友病、血栓性疾病、慢性肝病、弥漫性血管内凝血（DIC）等，以及口服阿司匹林、华法林、波立维等抗凝药物，可以诱发或加重消化道出血，引起便血，需要和痔疮引起的便血相鉴别。而血友病患者如果没有做凝血检查，术前如果没有发现，而直接做痔疮手术的话，可能导致术后出血难以控制，后果可能不堪设想。凝血功能检测是对患者凝血功能的一个重要的实验室检查，从凝血功能检查能够发现很多疾病，能够在术前发现患者凝血功能异常，明确便血的原因，评估手术风险。

肠镜检查

　　肠镜是一条长约 130cm，末端可弯曲，并装有一个光源带微型电子摄影机的纤维软管，由肛门慢慢进入结肠，以检查整个结直肠黏膜情况。肠镜检查是大肠癌筛查的金标准，不仅可以明确诊断，还可以肠镜下微创切除肠息肉和肿瘤，以及处理其他病变，包括早期大肠癌。如果把肠息肉比作为"定时炸弹"的话，那内镜医生就是"拆弹专家"。

　　大肠癌是指大肠上皮来源的癌症，包括结肠癌和直肠癌。在西方国家其发病率居恶性肿瘤的第 2~3 位，死亡率也居第 3 位，发达国家结直肠癌发病率明显高于发展中国家。大肠癌的确切病因尚未明确，目前认为是环境、饮食习惯、遗传等多因素长期作用导致。大肠癌的发生往往是悄无声息的，在早期没有特异症状，不会引起患者的警惕，一旦到中晚期有症状就诊后往往预后不佳。绝大多数大肠癌最早只是一个小小的息肉，一般不会引起任何不适症状。常规体检往往不包含胃肠镜检查，而常规血液肿瘤标记物检查、腹部 B 超、CT、MRI，以及大肠癌基因筛查等，并不能早期发现大肠癌，也不能早期确诊。所以并不是说我们每年参加常规体检，就可以排除大肠癌。对于消化道来说，早期发现消化道疾病，最准确、最直观的方法就是胃镜和结肠镜检查。大肠癌生长很慢，潜伏期较长，是最易自我筛查的病症，如能早期发现也是可以治愈的病症。但在我国超过 80% 患者确诊时已发展到中晚期，早期诊断率仅 10%~15%。出现症状再就诊，往往为时已晚。

符合以下情况的任何 1 项或多项，需行结肠镜检查

（1）年龄 >50 岁（近 10 年内未接受过结肠检查）

（2）有消化道症状，如便血、黏液便及腹痛

（3）不明原因贫血或体重下降

（4）曾有结直肠癌病史或结直肠癌癌前疾病，如结直肠腺瘤、溃疡性结肠炎、克罗恩病、血吸虫病等

（5）直系亲属有结直肠癌或结直肠息肉

（6）有癌症史（任何恶性肿瘤病史）

（7）粪便隐血试验结果为阳性

（8）同时具有以下两项及两项以上者

①慢性便秘（近 2 年来便秘每年在 2 个月以上）

②慢性腹泻（近 2 年来腹泻累计持续超过 3 个月，每次发作持续时间在 1 周以上）

③黏液血便

④不良生活事件史（发生在近 20 年内，并在事件发生后对调查对象造成重大精神创伤或痛苦

⑤慢性阑尾炎或阑尾切除术

⑥慢性胆道疾病史或胆囊切除术

所以，临床上很多痔疮患者，医生虽然明确了痔疮诊断，但是仍然推荐一部分患者做结肠镜检查，原因就是存在做肠镜检查的指征，需进一步排除其他严重疾病如大肠肿瘤、结肠炎等，这些疾病可能和痔疮合并存在。临床上经常碰到，有些痔疮的患者准备入院手术，入院后结肠镜检查意外发现大肠肿瘤、息肉、炎症等其他病变，治疗方案发生重大调整。结肠镜下不仅可以发现痔疮，还能在肠镜直视下进行内痔套扎术治疗痔疮，还可进一步注射硬化剂，不需要麻醉，疼痛轻，微创，临床已常规开展。

超声检查

　　肛肠常用的超声检查包括肛周彩超和经直肠超声检查。肛周彩超是肛肠科临床开展最多的超声检查项目，采用普通超声探头在肛门周围进行超声动态扫查，简便易行、无创，快捷，可以评估肛周脓肿和肛瘘的部位、范围等，但对肛门直肠深部病变显示不清楚；另一种比较特殊的检查方式是经直肠超声检查，一般患者不需要做这种超声检查。经直肠腔内超声检查需要配备一个细长的特殊探头，为了避免交叉感染，探头表面会套上一次性保护套，并且探头前端及肛周会涂润滑油，最大程度避免摩擦带来的不适。当我们在直肠下段发现直肠结节，肛周感染性病变等，需要进一步鉴别明确有无直肠肿瘤，以及有无其他合并症、肛周脓肿和肛瘘的范围和部位，则可以行此特殊超声检查。

　　当然，经直肠超声检查不像一般超声检查那样完全无痛。患者应在检查前充分了解检查过程，尽量放松紧张情绪配合检查可以缓解不适。此外，痔疮手术治疗中，开展超声引导下痔动脉结扎术也要在术中进行超声检查，采用特殊超声探测探头探测痔动脉，精准定位后在超声引导下进行痔动脉结扎，简便易行，临床常规开展。

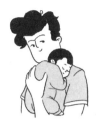

特别关爱女性及婴幼儿的检查

年轻女性痔疮患者检查

年轻女性痔疮患者检查时最好有家属或者女性医务人员的陪伴以减少心理的恐惧和害羞感，同时若非急诊请尽量避开生理期进行检查。有条件的单位专门开设了女性肛肠门诊。

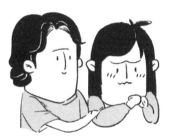
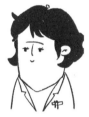

婴幼儿痔疮患者检查

婴幼儿痔疮少见，但仍有部分婴幼儿因便秘、肠炎等疾病原因伴发痔疮，检查时要注意情绪安抚，使其尽量取得配合，一般用小手指进行肛门指检，不做肛门镜检查，必要时可做小儿肠镜检查以明确病变。

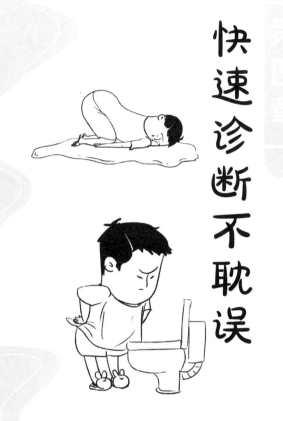

第四章

快速诊断不耽误

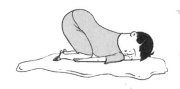

早期诊断不耽误

怎样才能早期诊断痔疮

人们常说"十人九痔"，这句话有两层含义。一是痔疮是人最常见的疾病，发病率最高；二是产生痔疮的原因是多方面的因素，要预防是比较困难的。因此，在生活中随时有可能发生痔疮，要经常去医院检查，这样就可以在早期知道自己是否患有痔疮，并采取必要的预防和治疗措施。

掌握一些肛肠疾病的基本知识，了解发生痔疮的原因和痔疮的临床表现，以及预防措施等。虽然痔疮早期没有症状，但从引起痔疮的一些诱因，如便秘、腹泻、肛门潮湿及瘙痒等就可推测有患痔疮的可能，以便早期知道自己是否患痔疮。

妇女在妊娠期间容易诱发或加重痔疮，所以，在妊娠前一定要去医院进行检查，以便早期诊断是否患痔疮并进行预防和治疗，这是非常必要的。

"医生，我是不是得了痔疮"

这是我们肛肠科医师门诊经常遇到的问题，因为患者对肛肠疾病的陌生以及痔疮的"臭名昭著"，人们习惯性地把肛门部的各种不适症

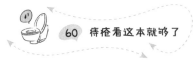

状都归因到痔疮上。经过肛肠科医师检查后发现，很多症状并非痔疮引起的。痔疮的主要症状是出血、脱出、疼痛、大便不尽感。

◆ 出血（便血）◆

出血（便血）是患者来肛肠科就诊最常见的主诉。痔疮出血的特点是主要出现在排便过程中以及排便结束后，可因排便努挣、排便时间过长、排便次数频繁等因素加重；便血的颜色为鲜红色，多在大便表面，不混 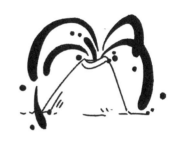 杂在大便中，出血量可因痔疮的严重程度不同，表现为仅擦拭纸染血、便盆见血、点滴而下、喷射而出，但多能在结束排便几分钟内自行停止出血。

有些病程较长的痔疮出血患者，因长期、反复的便血导致贫血状态，出现乏力、头晕、胃口差等不适，个别严重者甚至达到重度贫血，危及生命。

肛裂引起的便血，一般量较少且伴有剧烈的疼痛。

若便血色黑，或者出现柏油样粪便，出血来源多为上消化道。尤其是出现柏油样便时，考虑上消化道大量出血，需及时到消化内科就诊治疗。

若便血混合在粪便之中，或夹杂黏液便、腥臭味，则建议行结肠镜检查，排除肠道肿瘤可能。

有一些食物也会影响大便颜色，比如大量食用火龙果、西红柿等有红色汁液的水果蔬菜后，能使大便颜色变红。所以突然发现颜色改变时，可以先回忆有无食用此类食物，若有进食，可继续观察之后大便的颜色后再决定是否需要就医。

　　总之，引起大便出血的原因很多，包括肿瘤、息肉等。大便出血不伴疼痛一般是因为内痔引起的，但有时肿瘤也会伴有出血，所以判断是否得了痔疮最好是到医院做一下检查。

脱出

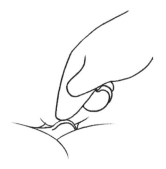

　　肛门口有柔软团块脱出是痔疮的另一主要症状。脱出的痔一般为团块状，团块之间、团块与皮肤之间有明显的间隔（沟或者槽），当痔处于严重水肿的特殊状态时，间隔可能会消失。痔的脱出有可以自行回纳的，有需要手推复纳的，也有无法纳入肛内的。

　　但脱出于肛门外的东西不全是内痔，在肛门疾病中，许多疾病都可引起肛门有物脱出，如肛乳头瘤、直肠脱垂等，都可脱出肛门外，但其临床表现各有其不同。

　　肛门部有物脱出症状的疾病较多，需要和痔疮区别。具体如下。

　　❶ **直肠脱垂**　脱出物多为完整的同心环状或螺旋形结构，表面光滑，色淡红，通常不伴有便血；患者多为老年，女性多于男性，且3/4的老年女性患者伴有子宫脱垂。由于痔疮和直肠脱垂的手术治疗术式完全不同，因而两者的区分非常重要。

　　❷ **肥大肛乳头**　有蒂，质地较硬，色灰白，一般不出血。

　　❸ **肛门口、肛周皮肤的良、恶性肿瘤**　患者往往无法自行辨别，需要来肛肠科门诊寻找专科医师，甚至有肿瘤是在做痔疮手术后标本的病理组织检查时才被发现。

疼痛

疼痛不是痔疮最主要的症状，因为绝大部分痔疮不会引起肛门疼痛，只有特殊类型（血栓性痔、嵌顿痔、局部溃疡／坏死的痔）会有疼痛症状，以胀痛为主。便时、便后撕裂样痛，常见于肛裂；伴随肛旁红肿的胀痛，多为肛周感染，如肛周脓肿、皮脂腺感染。

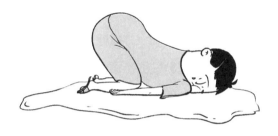

大便不尽感

这是很多痔疮患者的共同经历，大便后总是感觉没便干净，就是觉得有东西堵在肛门内，很不舒服，于是很多人认为是大便没解干净，其实不然，殊不知这是痔疮惹的祸。

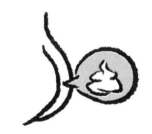

实际上当患者大便时，痔核的静脉团就会充血增大，而便后痔核由于静脉回流不畅，充血消退的速度就会减慢，这就是"大便后排便不尽感"的原因。所以，千万不要因此而久蹲厕，这样只会使情况更糟。

还有一些主诉往往和痔疮没有直接关系。

比如肛周瘙痒，比较常见的原因是肛门周围皮肤的真菌感染或湿疹状态。现代人长时间的伏案工作、学习，肛周形成真菌最喜欢的闷热潮湿的环境；亦或长期过度清洁、擦拭肛门，造成肛周皮肤人为受损，屏障功能的破坏，形成湿疹，经常反复发作。此外，若内痔脱出反复发作，可引起肛周分泌物增多，使肛门口环境潮湿不洁，同样可诱发湿疹和瘙痒不适。

便秘，不是痔疮的症状。便秘常见的原因有肠功能紊乱（肠蠕动过缓）、机械性梗阻及功能性排便障碍。肠蠕动较慢多和人们的生活习惯密切相关，如饮食、饮水、睡眠、排便习惯，生活压力等。机械性梗阻常见于巨大息肉、肿瘤侵占肠腔导致，而且常伴污血混合在大便中。功能性便秘最容易误认为是痔疮造成，其实这种类型便秘与痔疮也没有关系。常见原因是肛门括约肌松弛，排便无力或者直肠壶腹部压力感受器灵敏度降低，影响排便反射这一正常生理反应，均可造成粪便在肛门口潴留、嵌顿。

得了痔疮应该去医院的哪个科室就诊

许多人大便出血或肛门有肿物脱出时就会怀疑自己患了痔疮。可到医院去看病时，到挂号室一看，没有痔疮科，只有肛肠科、肠道门诊、消化科，就不知道该挂哪个科的号了。其实，肛肠科就是专门看痔疮或肠道疾病的科室，在一些分科不细的医院，消化科、普外科也可就诊。挂了专科的号，有关专科的医生会给您做详细的检查，并告诉您是患了什么病，同时给您做出正确的处理，用药还

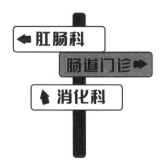

是需要手术治疗。如果您实在不知道在哪个科室看病，就到门诊咨询服务台去询问一下，服务人员会告诉您究竟应该到哪里看病。一般大医院里都有专门治疗肛肠病的科室，肛肠科或肛肠外科。

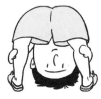

痔疮的分类与特点

临床上根据痔疮发生的解剖部位不同，可以分为内痔、外痔和混合痔三类。

内痔

什么是内痔

内痔，位于齿状线以上，中医称为牝痔，外观通常为暗红色、深紫色的半球形肿块，朝向肛管的内腔突出。目前普遍认为肛垫支撑组织的退行性变化，导致的肛垫位移是痔疮的重要致病因素。肛垫通常由表面的过渡上皮，小动脉、静脉，动静脉吻合支（血窦），结缔组织、弹力纤维以及支撑组织（Treitz 肌）组成。内痔多发生于截石位 3 点、7 点、11 点（母痔区），其余区域发作的内痔称子痔。

内痔的临床表现

便血是内痔最常见的症状。出血多不与大便混合，量可多可少，少时仅擦拭纸见血，多时可点滴而下，量多者可见喷射状出血。在绝大多数情况下，由于没有疼痛纤维，出血是无痛的。长期便血可引起慢性失血性贫血。早期内痔不会脱出肛门，随着病情加重，可在排便、久站甚至咳嗽后外脱。

内痔是怎么分期的

根据症状的严重程度，将内痔分为从 I 期至 IV 期，共 4 个阶段。

1 **I 期** 排便时出血但痔核不脱出肛门。内痔的结缔组织基本保持原状，但是痔核的血液滞留，导致黏膜充血、肿胀，如果在排便时过于用力，痔核与干燥的大便摩擦，就会导致痔核的黏膜破裂出血。

2 **II 期** 内痔逐渐增大，排便时会脱出肛门。痔核反复脱出，使内痔的黏膜逐渐增厚，结缔组织增生，不容易破裂出血，所以与 I 期内痔相比，出血量较小。排便结束后，脱出的痔核可以自行还纳。

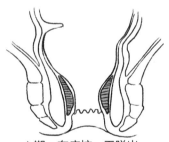

I 期：有痔核，无脱出

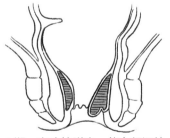

II 期：有痔核脱出，能自行还纳

3 **III 期** 排便时痔核脱出，不能自行还纳，需用手按压使其还纳。内痔的痔核逐渐增大，脱出后不用手指按压就不能还纳。如果还纳的方法不正确，可能造成一部分痔核留在体外，痔核内有淤血并有疼痛感，如果被压到还可能造成出血。除排

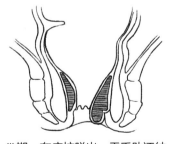

III 期：有痔核脱出，需手助还纳

便外，久站或拿重物都可能使痔核脱出体外。

4 Ⅳ期 痔核脱出，不能还纳。在
这一阶段，即使用手按压，痔核也会再
次脱出。也就是说，痔核总是处于脱
出体外的状态。有时只有一个痔核脱
出，有时会有三四个痔核同时脱出。另
外，痔核有可能与直肠黏膜一起脱出体
外，导致大便污染肛门周围的皮肤，引

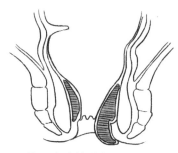

Ⅳ期：有痔核脱出，不能还纳

发溃疡或瘙痒症状。有些用手按压不能还纳的痔核称为"嵌顿痔"。这
种脱出肛门的内痔受到括约肌的夹持，形成淤血，并且伴有痔核变硬、
疼痛等症状。脱出的痔核在肛门括约肌的夹持下，使压力较高的动脉
血流入痔核，而压力较小的静脉血回流受阻，最终动脉血管也被压闭，
产生淤血。痔核内的血流几乎完全停滞后，痔核就会迅速肿胀，表面
呈紫黑色。

外痔

外痔，位于齿状线以下，中医称为牡痔。与内痔不同，外痔表面
有皮肤，无法推入肛内，主要症状为疼痛和异物感，较少有出血情况。
根据不同形成因素和特征，我们将外痔分为四种类型。

1 结缔组织外痔 结缔组织外痔也称赘皮痔、赘皮性外痔。外观
似肛缘凸出的皮赘，颜色较肛周正常皮肤深，为黄褐色。结缔组织外
痔通常大小不一，形状不等，出现数量由一个到数个环绕肛缘。这种
外痔病理改变为结缔组织的增生，故质地较正常肛周皮肤坚硬。结缔

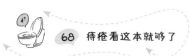

组织外痔常见于便秘患者，此类患者往往排便时需要努挣，过度牵拉肛门部皮肤，撕伤肛门皱襞，引起感染发炎、水肿、纤维组织增生。炎症消散后，皱襞不能恢复正常，这样多次损伤，则使皱襞增生肥大，成为外痔。

结缔组织外痔如无炎症发生，患者仅觉局部有异物感或排便后肛门部不易清洁，常有少量分泌物和粪便积存，刺激肛门部，可发生湿疹和瘙痒。如有发炎，则感疼痛，坐立行走不便。初起只是皱襞肿大，中间有粪便和分泌物积存，皮肤暗红色，有表皮脱落；因反复的炎症刺激，则肛门外皮肤有突起，质软，常在肛门后中线上，也有时在肛门前方或两侧。

❷ 静脉曲张性外痔　静脉曲张性外痔是齿线以下痔外静脉丛曲张，在肛缘形成圆形、椭圆形或棱形柔软肿块。如有水肿，则形状变大。在中医学中，它属于气痔范畴。如《疮疡经验全书·痔漏图说》中说："气痔，感气即下。"本病一般不疼痛，不出血，仅觉肛门坠胀或有异物感。多与Ⅲ期内痔和混合痔并发。

凡是引起痔疮形成的各种病因，都可引起静脉曲张性外痔，其主要因素是：由于饮食不节，久坐或久站，长期便秘或腹泻刺激，腹压长期持续增高，加之感染损伤，以致痔外静脉丛扩张、瘀血、屈曲而形成。

❸ 炎性外痔　炎性外痔常因肛门受损后感染，或因肛裂引起肛门皱襞发炎和水肿所致。痔疮患者自己觉得肛门部灼痛、湿痒，便后或活动过多后症状加重。检查时，可见肛门皱襞充血、肿胀，并有少量分泌物。

❹ 血栓外痔　血栓性外痔为用力排便或剧烈运动后，肛缘皮下小静脉破裂，静脉血渗出血管外，但由于皮肤未破裂，出血无法排除积

于皮下组织间，血液凝固后形成圆形或椭圆形血栓。由于血栓有一定韧度，质地稍硬，故挤压皮下神经引起疼痛、坠胀不适，排便、行走时加重。外观可见肛缘肿起的椭圆形团块，色暗紫。体积较小者数日内可自行吸收，疼痛缓解；血栓较大者，血块吸收需要数周，吸收后亦可留下结缔组织外痔。

混合痔

混合痔中医称为牝牡痔，是内痔通过丰富的静脉丛吻合支和相应部位的外痔相互融合，以发生于肛门同一方位齿线上下，静脉曲张形成团块，内外相连、无明显分界为主要表现的痔病类疾病。临床表现为便血及肛门部肿物，可有肛门坠胀、异物感或疼痛，可伴有局部分泌物或瘙痒。本病若早期治疗，一般预后良好。但也有部分患者因治疗不及时，病程中伴发失血性贫血、嵌顿坏死等并发症。

环形痔

中医称为翻花痔。混合痔逐渐加重，环状脱出肛门外，发展成一圈呈梅花状，称为环形混合痔，简称环形痔。

嵌顿痔

若内痔脱出水肿不能回纳，称为嵌顿痔，此时应及时手术治疗，避免坏死、感染。

绞窄性痔

若嵌顿痔有血液循环障碍，则称为绞窄性痔，应及时手术治疗。

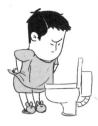

肛门出血不一定是痔疮

怎样确定便血是痔疮出血

痔疮出血有以下五大特点。

① **色鲜红** 痔出血是排便过程中血液从血管内直接流出，没有经过存留，所以是鲜红的。

② **滴出或喷射而出** 排便过程中点滴而下，少数表现为喷射而出，患者形容像自来水龙头出水一样。

③ **无夹杂物** 单纯的血，不夹杂粪便和肠黏液。

④ **周期性** 连续出血几天后可自行停止，然后又会复发。当然也有的会连续出血很久，需要临床治疗才能止血。

⑤ **量大** 不要小看痔疮的出血，如果连续出血10天以上就可能会造成失血性贫血，所以必须及时治疗。

如果服用降压药、抗凝药等，会诱发或加重痔疮出血。

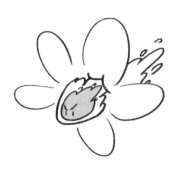

患了痔疮一定会便血吗

痔的主要症状是便血，但不一定所有的痔都会便血。排便时粪便擦破痔核黏膜表面，并损伤黏膜下血管，或排便过于用力，血管内压力增高，以致静脉曲张血管破裂时可引起便血。痔的便血可发生于排便的全过程，但多数在排便后出血，血色鲜红。少数情况下，可见出血量较多，血液在肠腔里潴留，排出时可见暗红色或有血块。从出血的方式看，量少者，仅粪便带血或手纸染血。量多者，则可见滴血或射血。

只有得了痔疮才会便血吗

平时大多数人都认为大便出血就是得了痔疮，其实并不是如此，大便出血是肛肠疾病中的常见症状之一。肛门直肠部位以便血为主要症状的疾病很多，除了痔疮外，还有肛裂、息肉、直肠和结肠肿瘤等。

因此，大便出血不能简单地认为就是痔疮出血而不加以重视，应及时到医院去诊治。

痔疮会引起严重贫血

内痔患者常常会伴有贫血，有时甚至会出现严重的贫血。其原因主要是由于痔疮引发的出血量大、出血时间长、出血频率高（经常或每天），超过了身体造血功能所能补充的血量。此外，伴有再生障碍性贫血、严重肝病、营养不良等疾病的痔疮患者，也常常伴有贫血，且容易发生严重的贫血。

缺铁性贫血在痔疮患者中最为多见。大便时反复、大量出血，会使体内丢失大量的铁，引起缺铁性贫血，这是因为在正常情况下铁的吸收和排泄保持着平衡状态，正常成年男性每日铁的丧失量不超过2mg。而便血的患者，若每日失血量超过6~8毫升，则丢失的铁在3mg以上。正常男性含铁总量为50mg/kg体重，女性约为35mg/kg体重。若长期便血，丢失大量的铁，使体内含铁总量低于正常，即引起缺铁性贫血。因痔疮失血导致的缺铁性贫血一般发展缓慢，早期可没有症状或症状轻微，贫血较重或进展较快时，则会出现面色苍白、食欲减退、心率加快等，这时需要先行治疗痔疮，以消除贫血的根本原因，才能慢慢调理、纠正贫血状况。

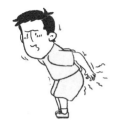

肛门疼痛不一定是痔疮

怎样确定肛门疼痛是痔疮引起的

肛门与直肠相关的很多疾病会造成肛门局部疼痛，怎样自我判断疼痛就是痔疮痛呢？

1 肛门突然肿痛，无任何征兆，突然发作，疼痛难忍。或出现在便后，或出现在旅途中，或出现在机体"上火"后，或出现在熬夜加班后，或出现在一次便秘后。肿痛持续几天后会慢慢自行缓解。

2 肛周触及包块，之前的痔疮突然变硬，或平时脱出的痔疮突然变硬不能还纳，或之前没有痔疮但肛周突然出现一紫色包块。这些包块硬，触痛明显。

痔疮非发作状态基本没有症状，在一些诱因作用下会发作，如外痔水肿或形成血栓，或内痔脱垂嵌顿，这个时候疼痛就出现了。肿块不大于蚕豆大小一般可以自行吸收，超过这个大小就需要尽快手术。

不痛就不是痔疮吗

　　一些患者到医院被诊断为痔疮很是吃惊，说："我平时不疼为啥有痔疮？"痔疮和疼痛并没有必然关系，痔疮大部分时间处于休眠状态，可以没有任何症状，或者只是感到肛门局部多了块肉揪，如果是轻度的内痔我们什么也感受不到。但这并不代表我们没有痔疮。

　　痔疮的生长是缓慢和悄无声息的，哪天我们过食辣椒或便秘了，这些痔疮就会突然变大，出现疼痛或出血。也就是说痔疮有发作和非发作两种状态。大部分情况下痔疮到了发作状态我们才去采取措施，但对一些特殊人群，在非发作状态就要提前干预，比如怀孕前、高血压、心脑血管疾病患者等。

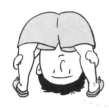

痔疮患者肛门部的自我检查

第一步　要观察大便的性状（成形、不成形、羊屎状、质地坚硬、质地软、稀烂等），便血（颜色、数量）。

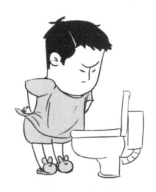

第二步　可以采用蹲位照镜法：患者采用下蹲位，然后在肛门的垂直方向放置镜子或手机等，利用镜面的反射或手机摄像头的拍摄来观察痔疮脱出情况，检查时应注意采光条件。

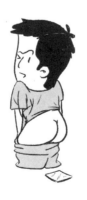

当患者因特殊原因无法就诊或病情稳定，病情变化不大时，可先采用上述自我检查法观察痔疮状态。在条件允许或病情变化的时候，应及时至专科医师处就诊，获得专业的检查及适当的治疗措施。

临床上常用膀胱截石位来标记、描述痔疮的位置，以钟面十二等分标记法划分肛门，会阴方向（前侧）定为 12 点，尾骶方向（后侧）定位 6 点，然后左侧二等分，中间为 3 点，右侧二等分，中间为 9 点，顺时针标记。

内痔常好发于肛内齿线上截石位 3 点、7 点和 11 点；外痔皮赘和肛裂多发于截石位 6 点和 12 点；血栓性外痔则多发于截石位 3 点和 9 点。

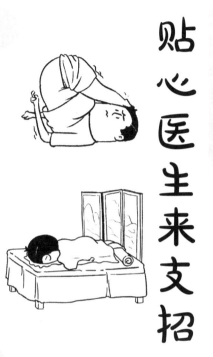

贴心医生来支招

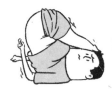

痔疮要选择最佳治疗方法

目前，国内外肛肠科医生的共识是"不要对没有肛门体征的症状进行治疗，也不要治疗没有症状的肛门体征"。如果痔疮仅有肛门皮赘、少量便血，无其他不舒适，暂时可以不治疗。当痔疮出现大便带鲜血、脱出、疼痛等临床症状时，不要惊慌和恐惧、也不要讳疾忌医或自作主张地买一些药物使用，应该尽早治疗，否则，可能会带来肉体和精神上的双重痛苦。如痔疮出血，日久不治会导致贫血，甚至重度贫血，危及生命；痔核经常反复脱出肛门外，可能会引起肛门裂口，出现肛门疼痛、便血，也可能会引起肛门松弛，出现肛门潮湿、瘙痒；痔核脱出不及时回纳，还可能会引起痔核嵌顿在肛门口，有出血、水肿、坏死的可能。简单地说就是有症状就治疗，无症状就可以不治。检查和治疗上，最好选择正规医院，不要相信虚假广告。

痔疮治疗原则

痔疮的治疗有手术治疗和非手术治疗。非手术治疗也是我们平时说的保守治疗，它包括一般的物理治疗，如多吃新鲜果蔬、保持大便通畅、温水坐浴等，还包括药物治疗。对于一般的物理治疗、药物治疗、手术治疗，每种方法都有其适应证和优缺点。如何选择才是最佳治疗方案，这需要根据患者的具体情况而定。所谓"不同痔、不同治"。

1 痔疮症状不明显或者是几乎没症状时，就像我们的皱纹、白头发一样，是我们正常人体的一部分，不需要处理，也不需要治疗。

2 当痔疮出现便血、疼痛、瘙痒或者是肿物脱出时才需要治疗，一般以保守治疗为首选，主要是药物治疗。

3 当痔疮出血、痔块脱出、血栓形成和嵌顿，在非手术治疗效果不明显或发作频繁影响生活质量时则需要考虑手术治疗，重在减轻或消除其主要的不适症状。所以针对不同阶段的痔疮，需要选择不同的方法对待。

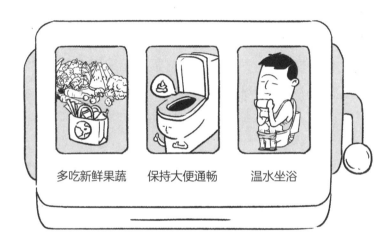

多吃新鲜果蔬　　保持大便通畅　　温水坐浴

治疗痔疮需要因人而异

1 糖尿病患者得痔疮后，不影响痔疮的药物治疗，但如果需要手术治疗，则应将痔疮的轻重与糖尿病的轻重结合考虑，最好是等待糖尿病的病情稳定后再选择手术。

2 中风患者因病后肢体活动功能受限，大便不畅易生痔疮。对于轻度瘫痪或半瘫痪在拐杖帮助下可下地活动者，采用早期预防和治疗的原则，如适当下床活动和根据病情采取手术或非手术疗法等。对于重度瘫痪完全卧床的患者，不论痔疮症状的轻重，均以内服、外用药物治疗为宜，如凉血地黄汤煎服、京万红痔疮膏、肤痔清软膏、复方多黏菌素B软膏外敷。

3 小儿痔疮的发病率低，治疗宜采用中药外治等简便无痛苦的治疗方法。平时多注意调整饮食，让小儿多吃新鲜蔬菜、水果。小儿便秘者，可服用乳果糖口服溶液。便后或临睡前用温水清洗肛门，以改善肛门血液循环。

4 老年人由于退行性改变，极易患痔疮。对于基础疾病多、身体状况差的老年患者，治疗时比较棘手。最好是采用内服消肿止痛、润肠通便、止血药物，同时外用中药熏洗或涂搽痔疮的膏剂或栓剂的治疗方法。

痔疮的应急处理

1 当便血量多，如一走路、一放屁就导致痔疮流血，建议躺下来多休息，必要时用枕头垫高腰部趴着休息。内痔易出血，但便后或休息一会后血一般就止住了。出血止住后还是应尽早去医院就诊，排除其他疾病引起的出血后，要及时治疗痔疮，以防频繁出血引起贫血。

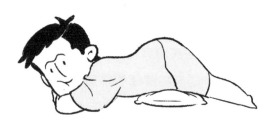

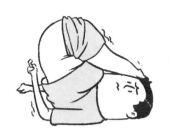

2 痔核脱出肛门外时，有一种大便未解完和不舒服的感觉。如果用手触摸时痔核不痛的话，最好把脱出物塞回肛门内，以防嵌顿引起缺血坏死、水肿疼痛。回纳痔核的操作要领如下：选择侧卧位，保持肛门松弛，往洗净的手指上涂点痔疮膏作为润滑剂，轻轻地把脱出物塞回肛门内。但塞不回去时就不要勉强往里塞，及时就医，寻求医生的帮助。

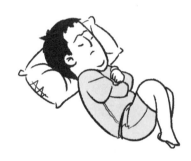

3 对于疼痛剧烈的痔疮患者，避免肛门用力。为了缓解疼痛应采取横卧姿势，膝盖微微前曲，把整个身体松弛下来。痔疮的疼痛主要是由于患部淤血导致的，因此温水坐浴可促进局部血液循环，起到止痛的作用。如果疼得不能坐浴，可把热毛巾贴在患部热敷。如果明确是痔疮引起的疼痛，可以先用以上方法缓解，但仍需早日去医院就诊用药。如果不确定，还是建议尽早去医院，排除肛门周围脓肿、带状疱疹等疾病引起的疼痛，以免耽误病情。如果是感染引起的疼痛，热敷反而会使症状更加严重，脓液加速扩散。痔疮红肿发热时，可进行冷敷。让患者俯卧躺下，用毛巾包上冰做成冰袋贴在肿大的部位进行冷敷，以降温的办法控制炎症，缓解疼痛。

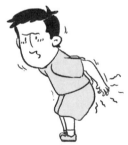

4 痔疮也可引起肛门瘙痒，尽量避免去抓挠。因为抓破后继发细菌感染使病情恶化，就更加奇痒难忍。因此最重要的是发痒的时候用温水把臀部洗干净，但不要使用肥皂、沐浴露等刺激局部，也不要因为痒，就使劲用毛巾蹭，应用手指或软纱布轻轻地洗。洗完后，用干毛巾贴在肛门周围把水分吸干，保持局部干燥。化纤布料不透气，最好穿棉制的、透气性好的内裤。必要时可涂止痒膏，如果没有效果，及时去医院就诊。

既有痔疮又有其他肛门病时应如何治疗

一般情况下，在痔与肛裂、肛乳头肥大、肛周脓肿、肛瘘等肛门良性病同时并发时，只要这些疾病不是特别严重，可以同时治疗或手术。因同时并发的肛门病常常会相互影响，或有因果关系，如不处理有时反而会影响单一治疗的疗效，所以理论上也应该同时予以治疗或手术。但如单一病变很严重，很难全面兼顾时，应该以急、重者为先，以后再治疗病情较缓者，或治疗以急、重者为主，轻、缓者为次。一般情况下，如果需要手术的痔、肛裂、肛乳头肥大可一并处理。当痔疮合并有肛周脓肿时，建议先控制感染，等切开引流，感染控制后，再根据情况决定是否进一步手术。肛周脓肿切开引流术后可能会形成肛瘘，需要手术才能根治，此时如果合并有严重的痔疮时，建议先行痔疮手术，等创面痊愈后再择期行肛瘘手术，否则创面大、易出血、创面疼痛剧烈、术后肛门瘢痕严重。如果先行肛瘘再行痔疮，则容易引起痔疮水肿、疼痛、出血等症状。

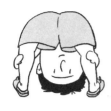

治疗痔疮常用药物

药物疗法一般用于初期内痔、血栓外痔等；或用于兼有其他严重疾病，如肝病、肾病、腹部肿瘤、心脏病、高血压、糖尿病等不宜手术者；或不愿手术者；或为手术做准备者。可起到缓解症状、减轻痛苦的作用，但易复发，不能根治。一旦出现痔疮经常脱出肛门外或者经常性的出血，一定要到正规医院的肛肠科接受手术治疗。

药物治疗包括口服、外用、纳肛、坐浴等，可以暂时缓解症状，减少便血的频次及出血量、减轻疼痛及水肿。但对痔经常脱出，尤其是需要手托才能回纳肛内的患者，则不易通过内服药物改善症状，一般必须通过手术，才能较彻底消除症状。

常用的外用药有三类：包括涂抹的药膏、栓剂以及中药坐浴熏洗。还有一些辅助的口服药物、止血药物、通便药物等等，这些都是保守治疗。

治疗痔疮的常用口服药

◆ 柑橘黄酮片 ◆

柑橘黄酮片是一种静脉活性药物，对痔静脉组织具有双重作用。

能够降低易引起静脉曲张、脱垂和血管壁损伤的痔静脉丛高压，同时还可减轻血管壁渗透性降低引起的炎症反应。目前已列入国家医保目录。

本品为复方制剂，每片含柑橘黄酮（纯化微粒化黄酮成分）500mg，其中90%为地奥司明450mg，10%为以橙皮苷为表现形式的黄酮类成分50mg。用于治疗静脉淋巴功能不全相关的各种症状（腿部沉重、疼痛、晨起酸胀不适感），治疗急性痔发作有关的各种症状。

用法用量：急性痔发作时，前4天每日6片，以后3天每日4片，每日分两次服用。

◆ 致康胶囊 ◆

致康胶囊是一种中成药，吸收了古方"七厘散""腐尽生肌散"等经典古方之精华，结合临床实践科学组方而成，有大黄、黄连、三七、白芷、阿胶、龙骨（煅）、白及、醋没药、海螵蛸、茜草、龙血竭、甘草、珍珠、冰片，具有清热凉血止血、化瘀生机定痛之功效。用于便血、崩漏及呕血等。如痔疮及肛肠疾病术后等。孕妇禁用。

用法用量：口服，成人每天服3次，每次1~4片。用量可根据年龄及症状而增减。

迈之灵

迈之灵片主要为马栗提取物，具有降低血管通透性、增加静脉回流、减少渗出、减轻组织水肿等作用，适用于痔静脉曲张引起的内、外痔急性发作症状。

用法用量：成人每日2次，早、晚各1次，每次1~2片。病情较重或治疗初期，每日2次，每次2片，或遵医嘱服用。

治疗痔疮常用栓剂

美辛唑酮红古豆醇酯栓

美辛唑酮红古豆醇酯栓为复方制剂，每粒含吲哚美辛75mg、呋喃唑酮0.1g、红古豆醇酯5mg、颠茄流浸膏30mg、冰片1mg，具有消炎、止痛、消肿之功效。适用于内痔、外痔；肛门肿胀、肛裂等肛肠疾病及痔瘘手术后止痛。青光眼患者和对本品及组分过敏者禁用。

用法用量：外用。一日1~2次，每次1粒，临睡前或大便后纳入肛门。

普济痔疮栓

普济痔疮栓是一种复方制剂。由熊胆粉、冰片、猪胆粉组成。猪胆粉能清热解毒和收疮，冰片则有很好的清热止痛之功效，而熊胆粉具有敛疮止血、止痛及清热解毒之功。按照中医治疗理论"热者寒之"，普济痔疮栓成分均属寒凉之品，用于热症便血。对各期内痔便血及混合痔肿胀等有较好的疗效。

用法用量：直肠给药。一次1粒，一日2次，或遵医嘱。

复方角菜酸酯栓

复方角菜酸酯栓的主要成分有二氧化钛、氧化锌及角菜酸酯，其融化后可以覆盖在直肠黏膜表面，减轻黏膜的充血、水肿，对受损或有炎症的黏膜起到一定的保护作用，同时还具有一定的止痒、润滑大便的作用。

用法用量：直肠给药。一次 1 粒，一日 1~2 次。

治疗痔疮常用膏剂

胶原酶软膏

胶原酶软膏是唯一美国 FDA 批准的酶促清创产品，由溶组织梭状芽孢杆菌发酵，经提取、精制而制备的酶制品。具有主动精准清创、促进创面愈合、减少瘢痕形成功能。适用于坏死组织的酶学清创和促进创面愈合。

用法用量：每日或隔日换药一次。①在用药前将患处用生理盐水轻轻洗净。②出现感染时，患处可先应用合适的抗生素，然后再敷用本品；如果感染继续存在需暂停敷用本品，待感染消退后再继续使用。③本品可直接涂于患处，也可涂于纱布上，再敷于患处。

◆ 美宝湿润烧伤膏 ◆

美宝湿润烧伤膏由我国烧伤创疡学科带头人徐荣祥教授发明的纯中药软膏制剂，1991 年，被卫生部列为十年百项科技成果的首批十项重大医药技术向全国推广普及，并先后被数十个国家引进应用，获得多国多项专利，且被联合国列为国际急救药品。由黄连、黄柏、黄芩、地龙、罂粟壳组成。具有清热解毒、消肿镇痛、活血化瘀、祛腐生肌、抗感染等作用。

用法用量：肛门外部创面可于彻底止血或坐浴清洁后，将湿润烧伤膏均匀涂抹于创面，厚 2~3mm，表面覆盖湿润烧伤膏药纱及无菌纱布包扎，每天换药 1~2 次，直至创面愈合；肛门内部创面可于彻底止血或坐浴清洁后，将适量的湿润烧伤膏灌注于肛管直肠内创面或用湿润烧伤膏药纱填塞创腔，并用无菌纱布包扎，每天换药 1~2 次，直至创面愈合。每次换药时需将创面液化物及残余药膏轻轻拭去，再涂抹新的药膏和 / 或填塞新的湿润烧伤膏药纱；每次排便后需用温水清洁并拭干水分后再涂抹新的药膏和 / 或填塞新的湿润烧伤膏药纱；每次换药时动作宜轻柔，避免造成创面疼痛、出血等二次损伤。

◆ 消痔软膏 ◆

消痔软膏由清代御医许浚编之《会图东医宝鉴》载入的熊冰膏加减，结合临床实践经验化裁而成。由熊胆粉、地榆、冰片组成。具有凉血止血，消肿镇痛的功能。适用于炎性外痔、血栓性外痔，Ⅰ、Ⅱ期内痔属风热瘀阻或湿热壅滞证。

用法用量：外用。用药前用温水清洗局部，治疗内痔：将注入头轻轻插入肛内，将药膏推入肛内；治疗外痔：将药膏均匀涂敷患处，外用清洁纱布覆盖，每次 2~3g，每日 2 次。

◆ 解毒生肌膏 ◆

解毒生肌膏在经典古方基础上升级优化，精选优质药材研制而成。由紫草、当归、白芷、甘草、乳香（醋制）、轻粉组成。具有活血散瘀、消肿止痛、解毒拔脓、祛腐生肌的作用。适用于痔疮、肛裂、肛瘘、肛周脓肿、痔瘘术后；急慢性直肠炎、结肠炎、结直肠溃疡、肛窦炎；各种肛肠术后出现并发症如便秘、出血、疼痛、分泌物多、肛门潮湿、痒疹等。

用法用量： 外用，摊于纱布上贴敷患处。①首次使用先用生理盐水冲洗伤口，用无菌纱布擦干创面然后将解毒生肌膏均匀地涂在创面上，涂抹厚度 1~2mm 为宜，涂抹范围须超过创面边缘 1~1.5cm；创面感染严重时，每日换药 1~2 次。②轻者每日换药一次，分泌物少，肉芽组织生长良好，可隔日或三日换药一次。

治疗痔疮常用洗剂

◆ 硫酸镁 ◆

硫酸镁口服后在肠道内形成高渗状态，水分滞留肠腔，食糜容积增大，刺激肠道蠕动促进排便。可用于便秘、治疗食物或药物中毒等。

还可利用高渗原理进行外用热敷，起到消炎去肿的作用。可治疗肛缘水肿、孕产妇痔疮、产后会阴水肿等。

用法用量：硫酸镁 50g，加 50~60℃ 热水 50ml 制成 50% 硫酸镁溶液，取大小适宜的 2~3 层纱布，浸湿于 50% 的硫酸镁溶液中，取出拧干至不滴水为宜，均匀平铺于患处进行湿敷。

肤芩洗剂

肤芩洗剂由苦参、艾叶、紫苏叶、地肤子、蒲公英、黄芩、花椒组成。具有清热燥湿、解毒止痒的功效。用于湿热下注所致的外阴瘙痒、肛门瘙痒。

用法用量：外用，每 10ml 加水稀释至 1000ml，一日 1~2 次，洗患处。7 天为 1 个疗程。

复方荆芥熏洗剂

复方荆芥熏洗剂由荆芥、防风、透骨草、生川乌、虾蟆草、生草乌、苦参组成。具有祛风燥湿、消肿止痛的功效。用于外痔、混合痔、内痔脱垂嵌顿、肛裂、肛周脓肿、肛瘘急性发作。

用法用量：外用，一次 10g，用 1000~1500ml 沸水冲开，冷却至适宜温度时先熏后洗患处，每次 20~30 分钟，一日 2 次。

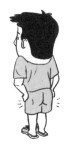

痔疮常用手术治疗

注射疗法

　　该治疗方法从开始至今已有 100 多年的历史，其基本原理是通过将药物注射到痔组织内及周围组织中，从而诱发痔血管闭塞、组织纤维化而使痔组织萎缩、出血停止等，其作用机制根据注射药物的不同而有所区别。注射疗法适用于治疗Ⅰ～Ⅲ度内痔和静脉曲张性混合痔，该疗法治疗效果好且并发症少，但对注射技术的要求较高。用于内痔注射的药物也是不断更新变化，目前国内常用的内痔注射药物有聚桂醇注射液、芍倍注射液、消痔灵注射液、矾藤痔注射液、聚多卡醇注射液等，使用较多的主要是前三种药物。

　　Ⅰ度内痔，尤其是只有便血，无脱垂症状的患者，注射疗法对于控制出血的疗效非常明显，具有很高的治愈率；Ⅱ度、Ⅲ度内痔，注射后可防止或者减轻脱垂的症状，有效治疗出血症状，但两年内复发率较高。

　　【适应证】原则上，无糜烂、感染的内痔均可以注射，应用范围广；年老体弱、高血压、心脏病、肝肾功能不全者亦可注射。

　　【禁忌证】内痔有糜烂、感染或者血栓者；外痔或混合痔的外痔部分。

　　【注意事项】注射后应休息观察 30 分钟，无明显不适后方可离开，防止虚脱；注射后一天内尽量不要排便，保持大便通畅，可口服液体

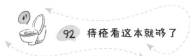

石蜡，防止痔脱垂及感染、出血。如果发生脱垂，应立即予以还纳，以免发生痔静脉栓塞。行第二次注射，要先进行肛门指检，痔块已经硬化，表明黏膜已经固定，无需再次注射；或者使用肛门镜用钝针头加以试探，若痔核表面黏膜松弛，则再次进行注射。

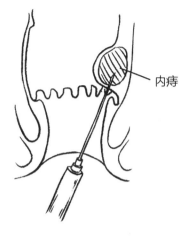

内痔

注射疗法

术后并发症较少，但仍可能会有黏膜坏死、出血、疼痛、感染、直肠狭窄的风险，极其罕见的并发症还有栓塞性门静脉炎、坏死性筋膜炎、腹膜后感染等。故注射治疗后，如有不适，及时到门诊就诊。

套扎疗法

用血管钳将胶圈套入内痔基底部，或者利用负压吸引器，将自动吸引痔疮套扎器（也称 RPH 术）吸附于肛门齿线上痔核或痔上黏膜，发射胶圈，使之套于痔疮或痔疮上黏膜基底部，通过胶圈紧缩阻断痔疮的血供和静脉回流，使痔核缺血萎缩、坏死脱落，然后创面经修复愈合。近年来还有用弹力线代替胶圈进行痔疮套扎。套扎疗法适用于各期内痔（尤其是二、三期的内痔最适宜）及混合痔的内痔部分。套扎术后 24 小时内不宜排大便，若术后排便有脱垂，应立即予以还纳处理；术后大便不畅，可使用缓泻剂等通便药物帮助排便，以防胶圈滑脱或创面出血。

任何手术都有并发症，即使是被认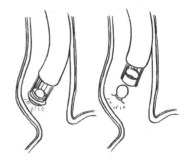为比较安全的套扎疗法，术后内痔在坏死脱落的过程中会伴有少量出血，但也可能在术后 7~10 天左右出现迟发性的大出血，大出血的发生率约为 1%，需使用止血药物或者外用栓剂，必要时需缝扎止血。为了预防术后出血，套扎后

套扎疗法

可在痔块内注射少量硬化剂，不仅能够预防术后出血，而且可以防止胶圈滑落。术后还可能会出现肛周皮肤水肿、外痔血栓形成，行高位套扎预防及外痔切开处理。严重并发症极少，腹膜后感染有被文献报道，发生率虽较低，但死亡率高，应予以重视。

总之，套扎疗法具有操作简单，痛苦小，疗效确切可靠，术后并发症少等优点。

痔切除术

痔切除术是将痔核切除，包括部分切除或完全切除两类；对于手术创面处理的不同，可将痔切除手术分为开放式和闭合式两种手术类型。其最具代表性的术式为 Milligan-Morgan 手术（创面开放式）和 Ferguson 手术（创面闭合式）。目前国内外开展的各种痔切除术大多基于此术式的演变。如对外痔进行剥除游离至肛门齿线上方，在内痔基底用丝线进行结扎，如果内痔较大，可以用针线进行贯穿结扎；有手术在外剥内扎的基础上进行创面的部分缝合，也有在内痔结扎的基底部运用芍倍注射液等进行注射，对内痔基底的结扎也有用胶圈或弹

力线套扎等等。

尽管痔切除术存在一些缺点，如术后疼痛、恢复期较长、肛门自制功能及肛管精细感觉受到一定影响，但该手术方式治疗效果明确，成功率较高，仍然是 Ⅲ～Ⅳ 度痔患者的首选手术疗法，也被认为是"金标准术式"。

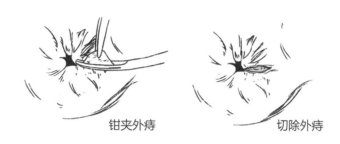

钳夹外痔　　　　　　　　切除外痔

结缔组织性外痔、单发炎性外痔的手术技巧

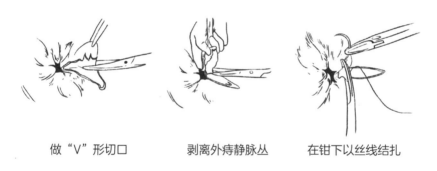

做"V"形切口　　　剥离外痔静脉丛　　　在钳下以丝线结扎

静脉曲张性外痔的手术技巧

吻合器痔上黏膜切除术（PPH 术）

吻合器痔上黏膜环切术，简称 PPH 手术，就如手术名称所表达的意思，经肛门环形切除部分直肠黏膜和黏膜下组织，阻断痔的血液供给，同时向上提拉下方的黏膜组织，起到"断流"和"悬吊"的作用，从而改善痔出血及脱垂的症状，适用于环状痔、严重痔脱垂、脱肛等，但只能改善内痔部分，不能切除外痔部分。部分患者手术当天可能会有下腹部不适和会阴部坠胀，均能自行缓解，无须特别处理。PPH 在肛周皮肤无切口、保留肛垫，故术后疼痛较轻、术后恢复快、痛苦少，住院时间短。

在选择该术式时要询问患者是否在意体内留有吻合钉，对于肛交的患者，禁用该术式。

PPH 术虽好，但要严格掌握适应证，其并发症常见的有吻合口出血、血肿，吻合位置过低引起痔核水肿，吻合口愈合不良，感染等。PPH 术后须适当抗感染及止血治疗，术后可服用软化大便的药物和直肠黏膜保护剂，以减少大便对吻合口的摩擦出血。

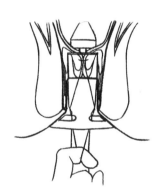

应用 PPH 进行切除手术

选择性的痔上黏膜吻合术（TST 术）

选择性的痔上黏膜吻合术，简称 TST 手术，是在 PPH 手术的基础上发展而来，与 PPH 手术对痔上黏膜进行环形的切除不同，它是选择性的进行部分痔上黏膜的切除，针对痔核的大小和多少来调节切除范围，同时进行创面的夹闭。在创面与创面之间保留有正常的黏膜桥，从而减少了手术创伤，尽可能维护了肛门的精细感觉，减少发生吻合口狭窄的概率。较 PPH 手术比，创伤小、术后恢复快、痛苦少。大多数患者术后 5~7 天就可以基本恢复，开始正常的工作和生活。

该术式主要适用于以非环状脱垂为主的 II、III 期痔病患者。

TST 术后仍可能会出现急便感、疼痛、出血、水肿、残留痔、血栓形成、肛门狭窄等并发症。

痔疮射频消融技术

自 2002 年痔疮射频消融在比利时、意大利、西班牙、法国、德国、英国等欧洲多国作为痔疮门诊手术治疗方法广泛应用于内痔及静脉曲张性外痔治疗，取得较好的临床疗效，在欧洲现已发展为成熟的痔疮微创治疗技术。

伽奈维集消融和切凝为一体的多功能痔疮射频消融技术，2022 年已获批在我国上市，其通过 4MHz 射频能量，使消融针产生 70~80℃的热能量破坏痔核细胞，形成大量微血栓，减少血液流向痔核，从而使其萎缩、坏死，表层脱落。目前已在国内诸多医院进入临床应用，获得肛肠科专家及患者一致认可。

传统高频电刀的输出频率在 300KHz~500KHz 间，而伽奈维痔疮射频消融技术的射频能量用 4MHz 频率很高的电磁波，波长短，热损伤深度仅 15μm，对周围组织没有影响，消融范围精准可控，射频针电极尖端 3mm 半径瞬间产生的热能作用到痔核后，仅破坏痔核血管结构（黏膜下痔静脉团）。整个手术治疗过程在局麻下进行，仅需 10~15 分钟，适合于日间手术。患者无需住院，术后疼痛轻、出血少、并发症少，术后可立即恢复正常活动。

激光手术

目前的痔激光手术有 LHP 和 HeLP 两种，LHP 手术的原理是将半导体导丝头端置于痔核的中央，向前方释放出扇形激光，产生的光热效应阻断封闭痔静脉丛，将直肠黏膜及黏膜下层固定至肌层，进一步产生纤维化，组织重塑，使痔核不断缩小，达到消融的目的。而 HeLP 是在超声介导下，通过激光穿透黏膜，使黏膜下的血管收缩，阻断血供，从而缓解内痔的便血症状。据报道，进行 LHP 或 HeLP 手术的患者中，88%~97% 的患者表示症状有了明显改善。激光手术与传统痔切除术相比，可以减少手术时间，在减少术后疼痛与出血方面更优，但其长期复发率明显较成熟的传统痔切除术要增高，研究显示与其他微创手术相比，总体上长期复发率较为接近。

以上的手术方式是目前比较常用的，有时医生的经验和习惯不同，在细节的处理上可能略有不同。

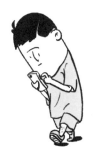

痔疮手术麻醉那些事

麻醉方式选择

痔的手术麻醉方式有很多种，常见的有局部麻醉、骶管麻醉、脊椎麻醉和全身麻醉，用哪种麻醉方式，建议听从手术医生的建议，手术医生一般会按照麻醉师、手术室条件、手术方式、患者的情况，综合这些因素进行选择。所以不同医院，麻醉方式选择可能也不同，但不管哪种麻醉方法都可以完成痔疮手术。

从麻醉风险的角度来说，局部麻醉的风险最低，另外的优势在于手术准备时间很短，也无需特殊准备，产生的费用很低，手术后患者恢复快；从舒适度来说，全身麻醉下，患者是"睡着"的状态，不会紧张不安，患者的手术体验会更加好一些，尤其适用于儿童及不能配合手术、容易紧张的患者；从手术视野的暴露角度来说，脊椎麻醉和全身麻醉下，肛门更放松，手术视野暴露比较好，有利于医生的手术操作；对于腰椎或尾骶骨有损伤或骨折、尾骶骨解剖变异等椎管内麻醉禁忌证的，则不建议选择脊椎麻醉和骶管麻醉。从痔疮的大小、多少及程度、位置高低等角度来说，个数少的、位置低的，如单个痔疮或血栓性外痔等，局部麻醉就可以起到好的麻醉效果，就能完成手术；位置高的，视野暴露不好的，或者痔疮个数多的，则可以考虑脊椎麻醉和全身麻醉。

痔疮手术疼吗

在人们的印象中，做痔疮手术很疼。其实，痔术后的疼痛要看痔疮的大小、个数及严重程度。一般就切个外痔，或单个的痔疮，疼痛轻微；如果是混合痔，切除的个数多、创面大，则创面疼痛明显。

肛门处的神经丰富且敏感，此处行手术，创面虽小，但如果不对疼痛进行干预的话，疼痛程度不亚于大手术。

如果患者拿这个问题去问医生说："医生，我做完痔疮手术后，会很痛吗？"其实医生也不知道，对于面前这位要做手术的患者，到底术后会多疼，因为每个人对于疼痛的反应是各不相同的。这里得提到一个词，叫"痛阈"。痛阈是指引起疼痛的最低刺激量。每个人的痛阈是不一样的，痛阈低的人，痔术后疼痛比较明显，痛阈高的人，痔术后疼痛较轻。所以，一般同样严重程度的痔疮，在不同患者身上进行痔手术，其术后疼痛程度，医生无法提前进行准确预判。

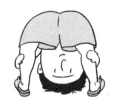

痔疮手术并发症

痔疮手术的常见并发症

不管手术大小，手术都是有风险的，痔疮手术也不例外，其常见的术后并发症如下。

①疼痛 痔术后肛门内括约肌反射性痉挛，及术后创面的炎症刺激等均可引起术后创面疼痛。

②尿潴留 引发尿潴留的主要原因分析可能与术后早期麻醉作用尚未消除，膀胱无力，或者术后补液过多过快，膀胱充盈过早，或者因为痔术后疼痛，肛门内括约肌痉挛引起反射性尿道括约肌痉挛，或者因为男性患者合并有前列腺肥大所致。主要见于术后24小时内，亦有个别患者出现迟发性尿潴留。

③出血 痔术后恢复过程中，因创面受到排便时粪便的摩擦出现便血是正常现象，一般便后出血能自行停止，这一情况或多或少都会发生，在痔术后恢复过程中比较常见；但痔术后大出血的发生不常见，其发生率为1%~3%，不及时处理，将导致休克甚至死亡。

④创面水肿 混合痔术后，因肛门内括约肌反射性痉挛，肛管压力增高，使穿越内括约肌达直肠黏膜下层、肛管内层、皮下的静脉和相应的淋巴循环破坏，回流受阻，从而引起痔术后肛缘皮肤水肿。此外，术后大便干燥、排便费力，或者粪块堵塞堆积于直肠，压迫局部血运，均可引起或加重水肿。水肿的皮赘容易再形成新的外痔，除了

影响手术效果外，给患者带来了一定的精神负担。

5 感染 据报道，在大多数行痔切除手术的病例中，局部感染的发生率低于 1%~2%，这可能归因于肛管这一区域良好的血供，以及肝网状内皮系统对门静脉菌血症的有效清除。在极低概率发生局部感染的情况主要考虑是创面引流不畅。

6 肛门狭窄 痔切除术后肛门狭窄的发生率，据报道，通常低于 5%，一般是可以预防的，除了术中医生的操作要尽量避免肛周皮肤和肛管皮肤被过度切除外，在术后也可以进行一定的预防或治疗。

痔疮术后常见并发症的处理对策

1 术后疼痛 痔术后出现疼痛的时间跨度大，一般疼痛集中于术后十天至两周内，痔核脱落前后疼痛最为明显，应积极止痛，可采取熏洗坐浴、针灸、药物等多模式镇痛，不要排斥用止痛剂。

2 尿潴留 可以用冷热毛巾交替敷小腹，或听流水声，中药车前子泡水饮以利尿，如采取以上措施，术后 8 小时膀胱充盈仍不排尿，可肌内注射新斯的明 1mg，待 45 分钟排尿；如还无法排出小便，则需留置导尿。

3 创面水肿 多食新鲜果蔬、多喝水，必要时加用通便药物，使大便保持通畅，减少水肿的形成或进一步的加重。如果已经有水肿情况发生，可运用清热利湿、活血消肿等中药汤剂口服或坐浴、药膏外敷等，也可运用静脉增强剂，减轻水肿等术后并发症。

4 创面感染 术后按时换药，必要时行清创处理，保持创面引流通畅，可适当或酌情选用抗生素治疗。术后保持大便通畅，不拉稀，不干结，出院后仍要定期门诊随访，直至创面完全愈合。

⑤ 肛门狭窄　肛门狭窄的最佳处置是预防，如果在痔切除术中保留足够的皮肤、创面与创面之间的正常黏膜桥，肛门狭窄的风险将会降低。另外，在术后的创面恢复过程中，鼓励患者正常排便预防肛门狭窄，成形的正常大便经过肛门时，每一次排便都是自然的扩肛。

肛门狭窄的发生时间可能在痔切除术后的几周到几个月之间，肛门狭窄的患者通常表现为排便时肛门疼痛、便血、大便变细或排便困难。出院后门诊的定期复诊是很重要的，建议患者每周至少一次门诊随访，医生可以通过肛门指检进行定期评估是否肛门狭窄及治疗进展，如有肛门狭窄可进行适当的扩肛。

狭窄可分为轻度、中度和重度，药物和外科治疗应根据肛门狭窄的严重程度进行选择。轻度狭窄常可用大便软化剂或膨松剂治疗，增大粪便的体积，进行自然的扩肛，还可每天 2~3 次的自行手指扩肛或扩肛器扩肛。中度狭窄应首先行补充膳食纤维素和扩肛等保守治疗，如果保守治疗效果不佳，可通过切开狭窄带并同时行侧方内括约肌切开来改善症状。部分患者可能需要接受不止一次的括约肌切开术，以起到合适的扩肛效果。毕竟切开很容易，但真的切的太多，肛门太松又会有其他问题。

⑥ 便血　痔术后有创面，保持成型软便，减少大便对创面的刺激，可减少排便时出血的发生，或减少便血的量。如果便血量多，频繁便血，可酌情选用含止血成分的中西医药物。

⑦ 痔术后大出血的预防及处理对策　大出血分原发性和继发性，前者发生在术后 24 小时内，后者发生在术后 1 至 2 周左右。

术后大出血除与手术操作、术后护理不当有关外，还与创面过大、过深，患者是否有糖尿病、高血压、冠心病、动脉硬化、肝硬化、血液系统疾病、炎症性肠病等基础疾病有关，与患者是否长期服用影响凝血功能的药物有关。另外，服用扩张血管、促进血液循环作用的药物，也不利于血管收缩而止血。术后创面感染、组织坏死也可引起大出血。

在术前要对医生如实相告自己所患有的基础疾病和近期正在服用的药物，对于术前正在服用活血药物的，如阿司匹林、氯吡格雷等，建议术前停用1周，复查凝血功能正常后，再考虑手术。对于患有基础疾病，如高血压患者血压波动大的，建议在术前给予治疗，控制病情直至稳定后再行手术。术后当天尽量卧床休息，减少活动。术后不要过早排便及大便干结、排便时努挣，切勿自行拉拽留置的结扎线头，2周内勿剧烈活动及重体力劳动，以防结扎线或胶圈过早脱落或撕裂创面，引起大出血。术后根据便后出血情况给予止血药治疗，必要时抗感染治疗。

一旦大出血，立即观察患者神志，监测体温、脉搏、呼吸、血压，迅速建立静脉通道，给予扩容、抗感染及止血治疗。同时应在局部麻醉或其他麻醉方式下清除肠道内积血，有明显出血时应进行缝合结扎。若创面无明显活动性出血，但有广泛渗血时，用云南白药、吸收止血纱布、凝血酶或去甲肾上腺素及吸收性明胶海绵或气囊等压迫止血，并禁食或低渣饮食。必要时可将放置的压迫引流管留置3天，在3~5天内逐渐开放饮食。

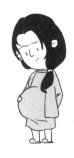

特殊人群的治疗

孕期痔疮发作的治疗

　　大家都知道怀孕期间有很多药物是不能使用的，可能会对腹中的胎儿不利，尤其是像麝香一类具有辛香走串类的药物是孕妇禁用的，常见的痔疮药膏里含有冰片等，都不适合孕妇使用。还有些口服药物，因为缺乏孕妇的药物临床试验数据，对于孕妇也是慎用或不建议使用。因此在孕期能用的药物很少，那么哪些药物能用呢？前述提到的复方角菜酸酯栓、复方角菜酸酯乳膏对于孕期还是比较安全的，必要时短期使用含纯化微粒化黄酮成分的药物，或局部麻醉剂、局部皮质类固醇等等，建议在医生指导下使用。孕期注意调护，多吃新鲜果蔬，摄入足够的膳食纤维和水，保持大便通畅，必要时可使用安全的缓泻剂或膳食纤维素类以软化粪便，不要久坐、久站、久行及劳累。孕期胎儿在盆腔内压迫盆底，导致静脉回流不畅，局部充血，长时间的站立和坐位，会加重痔的发作。痔发作时，可以多躺躺，温水坐浴。

　　为了预防或减少孕期痔疮的发作，请女性朋友备孕前去肛肠专科检查是否有痔疮，并听听专业医师的意见，是否需要提前干预。

　　据报道约 25%~35% 的妊娠期妇女患有痔，且常发生在妊娠最后三个月和分娩后第一个月。对于妊娠期和产后早期痔患者，应优先进行保守治疗，当保守治疗无效时，可考虑行痔切除术。但特殊时期的手术风险较一般人高，故在临床实际工作中，医生一般都不会轻易给孕妇做痔疮手术。

服用阿司匹林的痔疮患者的治疗

服用阿司匹林、氯吡格雷等抗凝血功能药物的朋友，如果痔疮发作，一般也会增加内痔出血的症状，保守治疗应是主要的治疗方式。对于保守治疗效果不明显的，可考虑采用内痔注射疗法或痔上动脉结扎术或痔切除术。因服用抗凝药物，会引起术中及术后出血的风险要比常人高，尤其服用抗凝药物后出现凝血功能指标异常的，所以术前需要提前停药，使凝血功能指标恢复正常，才能进行手术，但停止抗凝治疗会增加血栓栓塞风险甚至危及生命，故需要根据指南或相关内科评估是否能停药。

痔疮合并炎性肠病患者的治疗

炎症性肠病（IBD）是一组病因尚未阐明的慢性非特异性的肠道炎症性疾病，包括溃疡性结肠炎（UC）和克罗恩病（CD），与环境、遗传、免疫及肠道微生态有关。溃疡性结肠炎临床表现为持续或反复发作的腹泻、黏液脓血便伴腹痛、里急后重和不同程度的全身症状，克罗恩病临床表现呈多样化，可累及全消化道，出现肠外表现和并发症。两者因为均有腹泻的症状，故长期慢性腹泻也是引起炎症性肠病的朋友患有痔疮或肛周皮赘型的外痔的原因之一。有报道指出 IBD 患者痔发病率在 3.3%~20.7%，显著低于正常成年人群。

　　痔疮合并有炎症性肠病，其治疗的原则仍是没有症状的痔可以暂时不用去治疗，对于有症状的痔才需要治疗，治疗应首选保守治疗的方法。对于已经确诊 IBD 的患者，痔疮发作，在进行外科手术干预之前必须详细告知患者相关手术并发症和风险，如组织脆、易出血，创面迁延不愈等并发症，尤其是肠道疾病活动期行痔手术是危险的，手术造成的创面并发症可能会导致比痔疮更难处理的问题。当炎症性肠病达到缓解期，保守治疗不能缓解痔的症状时，可以选择性的行痔切除手术、痔套扎术或经肛痔动脉结扎术，但不建议采用 PPH、TST 等痔固定术，易引起手术吻合口炎症、出血，炎症刺激肉芽组织增生，引起吻合口狭窄等风险。

　　故患有炎症性肠病的患者伴有症状性痔应当首选保守治疗，外科手术需慎重考虑。

艾滋病或 HIV 病毒携带者的治疗

　　艾滋病患者或 HIV 病毒携带者，身体存在免疫缺陷，且痔疮在这类人群中比较常见，建议首选保守治疗，保守治疗无效时，可以考虑手术治疗。

　　HIV 病毒攻击的是 CD4 细胞，使该细胞数值减低，从而影响机体的免疫功能。一项回顾性研究的结果显示，CD4+T 淋巴细胞计数水平的高低不影响术后并发症的发生率和伤口愈合时间。但另一项前瞻性研究发现，有免疫缺陷的痔患者，在行痔切除术后，伤口愈合时间相比血清阴性的痔患者要显著延迟。

　　目前对于痔合并免疫缺陷患者的治疗，可提供证据支持的数据非常有限。也没有证据可以证明哪种治疗方式是最佳选择，还需要更多的随机对照试验研究才能提供质量更高的科学证据。但可以确定的是，任何干预措施都会增加免疫缺陷患者肛门直肠败血症和组织愈合不良的风险，故在采取任何干预措施前，都应服用抗生素进行预防。

痔疮合并贫血患者的治疗

痔疮患者合并贫血，不管是否考虑手术，首先得确定贫血是否因痔疮引起。如果有明显的痔疮出血的症状，出血量大，或长期的出血，局部检查痔疮黏膜充血糜烂等，考虑是痔疮引起的出血，但仍建议做个结肠镜检查排除肠道是否合并有其他疾病；如果大便有出血，但没有明显的痔疮或者痔疮不严重，则一定要进行结肠镜检查，必要时胃肠镜都要检查；如果检查有痔疮，但没有明显的便血症状，建议做一个全身检查，查找引起贫血的原因。

如果确诊是痔疮出血引起的贫血，则需要考虑手术，但需要根据贫血的程度来决定手术的时机，因为如果贫血很严重，会给麻醉及手术带来额外的风险。一般贫血的程度是根据血红蛋白的浓度来划分的，血红蛋白浓度大于 90g/L 是轻度的贫血；如果血红蛋白在 60~90g/L 之间是中度贫血；如果血红蛋白小于 60g/L 是重度的贫血。轻度贫血或血红蛋白在 80g/L 以上，可以手术；如果血红蛋白低于 70g/L，需要纠正贫血后才能手术；如果血红蛋白介于这两者之间，医生会根据患者具体情况，选择是否手术，如果手术，会选择麻醉风险低的，如常见的局部麻醉。

哪些人不能做痔疮手术

　　肛门周围有急性脓肿或者严重湿疮者，需要先控制炎症，必要时脓肿需要切开引流，湿疹控制，皮疹范围缩小，症状明显好转后再考虑手术；痔疮伴有痢疾或者腹泻，要先查明腹泻的原因，积极治疗原发病，等肠道炎症控制，再根据情况选择是否手术；因腹腔肿瘤引起的内痔，应先治疗腹腔肿瘤，抓主要矛盾；痔伴有严重的肺结核等传染性疾病，应先积极抗结核等治疗，等传染性疾病控制后再考虑内痔手术；痔疮伴有控制不良的高血压，盲目手术可增加麻醉风险，增加术中、术后出血的风险；痔伴有肾脏疾病，这类患者体质差，手术相关风险增加的同时，术后创面也不容易愈合；痔静脉是门静脉血流侧支循环的一部分，肝硬化患者如切除痔核则加重门脉高压，加重肝硬化病情，另外肝脏可合成凝血因子，肝脏疾病可影响凝血功能，术中术后的出血风险不容忽视，所以不能手术；还有血液系统疾病、严重的糖尿病均不宜手术治疗，使创面不宜止血，创面迁延难愈。妊娠妇女，心脑血管疾病的患者手术则应慎重。

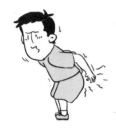

中医治疗痔疮

　　中医药事业不断发展，人们对于中医的认识越来越多元化。资料显示，我国对痔的认识可以追溯至夏商时期，中医的结扎手术疗法最早见于宋代的《太平圣惠方》，所以中医治疗痔疮（包括手术）也有着悠久的历史。随着医疗的发展及国内外的交流增多，中医肛肠科医生一直与时俱进，并经常在国际肛肠学界发出自己的声音。除了手术外，中药药物保守治疗及术后创面的换药、对术后难愈性创面的治疗，也有着中医独有的特色，主要分为内治法与外治法。中医认为，肛门处的局部症状是人体全身状况的一个反应。如人体中气不足，可出现肛内痔核脱出于肛外，需要提升人体的中气，光注重局部治疗，即使局部用药后暂时缓解，体质没改善，局部症状也始终要再次发作。内外治法是医生根据患者的症状和体征辨证论治而给出相应的治法，内治法是口服中药汤剂、丸剂等，全身用药，体现治病求本，外治法主要包括熏洗法、外敷法、塞药法等局部用药。

　　熏洗法　用药物加水煮沸，先熏后坐浴，具有活血止痛、清热利湿等功效。常用苦参汤、五倍子汤，热重者加黄芩、蒲公英、大黄、野菊花；水肿重者加皮硝、枯矾等。

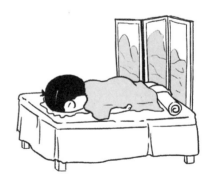

　　外敷法　适用于各期痔病及术后换药，以膏剂、散剂敷于患部，

具有消肿止痛、祛腐生肌的功效。常用黄连膏、化痔膏、紫草油、生肌膏、美宝湿润烧伤膏、金黄散、活血散等。

塞药法　用药物制成各种栓剂直接塞入肛内，具有消炎止痛、止血的作用。常用美辛唑酮红古亚醇酯栓、肛泰栓、普济痔疮栓等。常用的内治注射药物消痔灵注射液、芍倍注射液都是由中药提取，临床运用成熟、疗效确切。

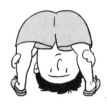

痔疮常见微创手术

　　微创理念和微创技术是现代外科最重要的内容之一，其要求用尽可能最小的创伤，达到病人满意的医疗效果。常用的手术方式主要有注射疗法、套扎疗法、吻合器痔上黏膜环切术（PPH术）、选择性痔上黏膜切除吻合术（TST）及痔疮射频消融技术等。

　　但任何手术都可能有并发症，严格掌握适应证，理性对待微创手术，不要盲目选择，不要为了微创而微创。传统手术之所以能沿用至今，还是使用频率最高的手术方式，肯定有其长处。建议去医院检查后，听从医生的建议选择适合自己的手术方式。

　　对于医生来说，心中应该始终有微创的理念，即使做传统手术，也要尽全力做到创面能小不大，能保留正常组织就不多切除。

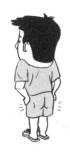

痔疮术前、术后的相关问题

做肛门手术前应注意什么

1 手术前一天患者应洗澡、更衣。

2 术前保持大便通畅，吃易消化饮食或遵医嘱进食，勿食辛辣及饮酒。

3 术前遇有发热、咳嗽、患肠炎痢疾及急性传染病，女同志遇经期、妊娠，都需暂停手术。患者如有慢性疾病史及药物过敏史，术前应及时告诉医生，做必要的处理。

4 手术前需进行必要的化验及检查，排除手术禁忌。

5 术前肠道准备：一般肛门直肠疾病术前做清洁灌肠主要是清除肠道的粪便，使肠道清洁，避免术中粪便污染手术野。另外可使术后排便延迟48~72小时，患者的肛门得以休息2天，以避免手术后感

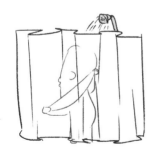

洗澡、更衣

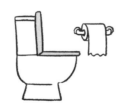

保持大便通畅

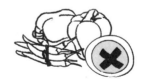

勿食辛辣

染，减少术后出血的发生和减轻肛门疼痛。对于痔疮手术来说，可以行前述的清洁灌肠，也可以用开塞露仅排空大便。具体的术前肠道如何准备，其实与医生的习惯和理念有关。

6 手术是在麻醉后进行，所以是无痛的，时间大约在 30 分钟左右，无需过度的精神紧张。

做肛门手术后应注意什么

1 手术当天，尽量卧床休息。如果是局部麻醉，精神不要过度紧张，以免出现身体颤抖；如果是半身麻醉，一定要去枕平卧 6 小时后再下地如厕。如果是全身麻醉，2 小时候才可以进食及下床，术后第二天可适量活动。

2 痔疮术后最主要的并发症是肛门疼痛和出血，一般发生在术后前两周，故建议术后至少休息 2 周。

3 术后最主要的并发症是出血，为防止伤口渗血，伤口敷料带要扎紧，外剥内扎的手术方法，手术后前 1~2 周排便时可有少量滴鲜血的现象，应避免久蹲厕所或排便次数过多。如果发现大量便血，同时有头晕，心慌等症状时，应及时告知医生。

4 术后创面疼痛，可根据情况应用镇痛泵，一般可连续使用 48 小时。或可以应用止痛药静脉或者口服治疗。另外还有针灸也可以帮助减少疼痛的发生。

5 术后大家还担心需不需要导尿的问题。术后当天不要大量喝水，防止因膀胱过度充盈引起尿潴留，这个时候就要导尿了。如果术后发生排尿困难而膀胱并没有过度充盈时，可自行应用小腹热敷，医生也

会根据医院的常规治疗方案给予药物治疗。比如盐酸特拉唑嗪片，中药灯芯草、竹叶各 1 克，泡水当茶饮，帮助利尿。

6 麻醉过后可吃易消化饮食，吃饱吃好，次日起可适当多吃些蔬菜水果，防止大便干燥，一般术前灌肠排便后，术后要 48~72 小时才会排第一次便。因此医生一般建议术后第二天晚饭后口服缓泻剂，比如聚乙二醇 4000 散剂或者乳果糖，辅助第三天早上的排便。必要时灌肠治疗。千万不要因排便不畅长时间排便，或多次去厕所，造成伤口出血，加重伤口疼痛。

7 术后每日早晚或便后中药熏洗坐浴，再将局部水分蘸干，于创面涂抹抗生素软膏或者痔疮膏及药栓进行换药。

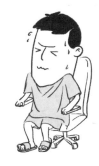

痔疮术后的常用药

痔疮术后的常用通便药

因术后切口疼痛，患者恐惧排便而抑制排便，粪便在直肠内存留时间过长，水分被直肠吸收而使大便干结。另外，因为担心排便引起肛门疼痛而不敢吃东西，吃的东西比较少，尤其是纤维素含量高的食物比较少，肠道里没有足量的食物残渣形成粪便，导致几天才有一次大便，这个时候大便就容易干结。患者朋友术后要适当活动，多食蔬菜、水果、蜂蜜等。术后可口服乳果糖口服溶液、麻仁软胶囊、首荟通便胶囊等缓泻药物，以润肠通便。以下药物为举例用，通便药物并不仅限于这几种。

◆ 芪黄通秘软胶囊 ◆

芪黄通秘软胶囊补虚通便、帮助患者恢复正常排便机能。适合具有糖尿病、心脑血管疾病、慢性肾病、肿瘤放化疗或长期服用阿片类药物、精神系统疾病等基础疾病为特征的便秘患者（多见老年、体弱或常年卧床患者）。本品由黄芪、何首乌、当归、肉苁蓉、黑芝麻、核桃仁、熟大黄、决明子、枳实、炒苦杏仁、桃仁组成。具有益气养血、润肠通便的功效。用于功能性便秘，辨证属"虚秘"者。

用法用量：口服，饭后半小时服用。一次3粒，一日2次。

麻仁软胶囊

　　麻仁软胶囊源自汉代张仲景所著《伤寒论》中的麻子仁丸，已经沿用了近两千年，疗效和安全性已经被广泛验证，成为经典的润下名方，获得国内指南、专家共识推荐。麻仁软胶囊具有平时、急用时两种用法的通便药，可用于便秘的预防和治疗，平时润肠，急时通便。由火麻仁、苦杏仁、大黄、枳实（炒）、厚朴（姜制）、白芍（炒）组成。具有润肠通便的功效。用于肠燥便秘。

　　用法用量：口服，平时一次 1~2 粒，一日 1 次；急用时一次 2 粒，一日 3 次。

利那洛肽胶囊

　　利那洛肽胶囊是一种促分泌剂，能同时缓解便秘及腹痛腹胀等腹部症状，服用方便，安全性好，患者治疗满意度高。

　　用法用量：一日 1 粒，早饭前 30 分钟口服，4 周为 1 个疗程。

首荟通便胶囊

　　首荟通便胶囊，是通过提高肠道动力，增加结肠黏液的分泌，有效改善便秘症状，提高便秘患者的生活质量。由何首乌、芦荟、决明子、枸杞子、阿胶、人参、白术、枳实组成。具有养阴益气，泻浊通便的功效。主要用于功能性便秘，证属气阴两虚兼毒邪内蕴证者，症见便秘、腹胀、口燥咽干、神疲乏力、五心烦热、舌质红嫩或淡、舌苔白或白腻、脉沉细或滑数。对肝功能不全者、既往有何首乌或含何首乌制剂引起肝损伤病史者、孕妇及哺乳期妇女禁用。

用法用量：饭后温开水送服。一次2粒，一日3次。疗程为14天。

◆ 乳果糖口服溶液 ◆

乳果糖口服溶液，用于慢性便秘、习惯性便秘的治疗，特别是老年人、儿童、孕妇等特殊人群的便秘治疗。

用法用量：乳果糖应直接吞服，常规剂量15ml，一日2次，具体应根据个人需要调整用药剂量。治疗期间，建议每日摄入足量的液体（1.5~2L）。

痔疮术后的常用止泻药

腹泻的原因有很多，除某些手术因为有吻合钉残留引起急便感外，基本上跟肛肠手术没有关系，而与肠道疾病、肠道功能有关。平时要注意合理饮食，忌辛辣、生冷、油腻等刺激性的食物，注意肛门清洁卫生；可以在医生的指导下服用温和调理肠胃的中成药四磨汤口服液来帮助胃肠功能恢复，缓解腹泻的情况。或可以服用益生菌、美沙拉秦肠溶片等治疗。建议去医院检查，明确病情。尤其是在术前建议行肠镜检查以排除肠道疾病。止泻药根据不同情况选用，有但不限于以下几种。

◆ 复方嗜酸乳杆菌片 ◆

　　复方嗜酸乳杆菌片，是一种以生物学途径调整肠道菌群的生物制剂，可常温保存。通过补充益生菌，调节肠道蠕动，增强免疫，促进消化发挥作用，具有四菌协同、胃肠同治等优点。用于肠道菌群失调引起的肠功能紊乱，急、慢性腹泻、便秘、功能性消化不良、肠易激综合征、溃疡性结肠炎及小儿反复性腹泻、儿童消化不良等。

　　用法用量：口服。成人一次 1~2 片，一日 3 次。儿童用量请咨询医师或药师。

◆ 美沙拉秦肠溶片 ◆

　　美沙拉秦肠溶片，通过抑制血小板激活因子的活性和抑制结肠黏膜脂肪酸氧化，来改善结肠黏膜炎症。口服后在肠道释放有效成分。局部作用于肠黏膜和黏膜下层组织。适用于溃疡性结肠炎、克罗恩病引起的腹泻。

　　用法用量：口服。常用剂量为 1.5g/d，一日分 3 次。应在早、中、晚餐前 1 小时，并整片用足够的水送服。

◆ 固本益肠片 ◆

　　固本益肠片黄芪、党参、白术、延胡索等组成。具有健脾温肾，涩肠止泻的功能。适用于脾虚或脾肾阳虚所致慢性泄泻，症状见慢性腹痛腹泻、大便清稀或有黏液血便、食少腹胀、腰酸乏力、形寒肢冷、舌淡苔白、脉虚。

用法用量：口服，一次 8 片，一日 3 次。30 天为 1 个疗程，连服 2~3 个疗程。

痔疮术后的常用止痛药

盐酸纳布啡注射液

盐酸纳布啡是一种强效镇痛剂，盐酸纳布啡静脉给药后 2~3 分钟起效，皮下、肌内注射不到 15 分钟起效。纳布啡的血浆半衰期为 5 小时，作用持续时间为 3~6 小时。本品主要成分为盐酸纳布啡。盐酸纳布啡注射液作为镇痛药适用于复合麻醉时的麻醉诱导。

用法用量：诱导麻醉时，盐酸纳布啡的用量为 0.2mg/kg，应在 10~15 分钟内静脉输注完。使用盐酸纳布啡注射液过程中，若出现呼吸抑制现象，可用阿片受体拮抗剂盐酸纳洛酮逆转。

地佐辛注射液

地佐辛是 κ 受体激动剂、μ 受体激动剂，且具有去甲肾上腺素再摄取抑制作用，镇痛作用强于喷他佐辛，成瘾性小，用于术后镇痛及由内脏、癌症引发的疼痛，为非肠道用镇痛药。用于需要使用阿片类镇痛药治疗的各种疼痛。

用法用量：①肌内注射，推荐成人单剂量为 5~20mg，但临床研究中的初剂量为 10mg。应根据患者的体重、年龄、疼痛程度、身体情况及服用其他药物的情况调节剂量。必要时每隔 3~6 小时给药一次，最高剂量每次 20mg，每天最多不超过 120mg。②静脉注射，初剂量为 5mg，以后每隔 2~4 小时给药 2.5~10mg。③患者自控静脉镇痛泵，在手术结束前约 20 分钟，静脉注射地佐辛 4mg，作为负荷量。将地佐辛注射液加入生理盐水配制成 0.5mg/ml 的溶液，手术结束后，采用患者自控静脉镇痛泵缓慢滴注，持续剂量 2ml/h，制止突发痛 4ml/ 次（自控），锁定时间 15 分钟，术后持续 48 小时。

复方盐酸利多卡因注射液

　　复方盐酸利多卡因注射液是一种长效局麻止痛剂。目前主要用于局部浸润麻醉及止痛，如术后镇痛、分娩镇痛等，并应用于神经阻滞治疗多种疼痛。克泽普注射液的主要优点为一次给药镇痛时间长，平均镇痛时间 2~10 天，可大大降低医生和患者的负担，应用简便，可应用于多个临床科室。适用于如下情况。①局部浸润麻醉：肛肠科及外科手术切口部位的局部浸润麻醉：手术麻醉、术后镇痛等。②神经阻滞：治疗各种神经痛如三叉神经痛、肋间神经痛等；用于术后镇痛等。③局部封闭：治疗各种顽固性瘙痒性皮肤病，如神经性皮炎等。

　　用法用量：①用于普外科、妇产科等手术科室作局部浸润麻醉。根据切口大小，一般用量 10~20ml；用于肛肠科疾病，作肛门周围浸润麻醉，一般用量 15~20ml。②用于普外科及其他外科手术作术后长效镇痛，于缝合切口前将药物均匀注入切口边缘皮下，一般用量 5~20ml；用于肛肠科疾病，于手术结束后在切口边缘皮下浸润注射，一般用量 10~20ml。

奥布卡因凝胶

盐酸奥布卡因，又名丁氧基普鲁卡因。其主要成分为盐酸奥布卡因。适用于各科检查、处置、小手术的表面麻醉和术后肛肠换药止痛。

用法用量： 可用于肛肠术后换药，将消毒棉球浸润本品（根据创面大小，调整用量）涂布于肛外创面，3分钟后开始正常换药操作；直肠、结肠镜检，将本品5~10ml注入肛内和涂布肛门，3分钟后涂抹少许本品于腔镜表面润滑即行检查，尤其是有痔疮和肛裂等疾病患者，止痛润滑效果明显。

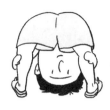

患者常见的术后顾虑

肛门手术后疼痛

对于疼痛，以往我们国人总是秉持着能忍则忍的态度，能不用止痛片、止痛针就尽量不用，总觉得止痛片用多了对身体不好，认为忍忍就过去了。但痔术后创面疼痛持续天数长，对于痛阈低、创面大的患者，其实还是很煎熬的。

对于痔术后疼痛的管理，一直备受世界肛肠科医生的关注。目前对于痔术后的疼痛，由原来的按需要使用止痛剂，慢慢转变为提前镇痛。在疼痛剧烈时，疼痛因子已经大量释放，此时运用止痛剂，止痛的效果没有在疼痛初期或不痛时使用止痛剂效果那么好。因为提前使用止痛剂，可抑制疼痛因子的进一步释放，从而减轻疼痛。

另外，目前提倡多模式镇痛。有些止痛剂长期大量服用可能会引起消化道溃疡，有些止痛剂长期大量服用会增加心血管疾病的风险，故采取针灸、耳穴、不同止痛药物的搭配使用，均可降低单一止痛药物的使用剂量，减少药物不良反应的发生，更不会引起药物依赖。

肛门手术后创面长期不愈的原因是什么

外剥内扎手术后创面结扎痔核一般在 1~2 周脱落。创面经过炎症反应期，一般愈合需要 1 个月，也有一部分患者需要 2 个月。但临床上也有少数病人手术后伤口经久不愈，十分焦急，最常见的原因有以下几种。

1 术后大便不调使伤口发生感染、水肿、开裂，大出血后缝合止血或因注射药物渗透发生局部组织坏死的创面，往往延迟愈合。

2 术后创面生长时发生肉芽水肿，未能及时搔刮修剪。

3 创面在换药前过度擦洗，尤其老是觉得创面不干净，反复冲洗、擦洗，使术后生长的创缘上皮组织受到损伤，或组织水肿，从而使创面愈合缓慢。

4 患者有慢性疾病，体质虚弱，如贫血患者、血糖控制不佳的糖尿病患者，伤口愈合就慢。

5 服用药物：服用免疫抑制剂等药物，可影响创面愈合速度。

6 其他原因：环状曲张型巨大混合痔，手术创面较大者，愈合时间有延长。

作为患者来讲，需配合医生主动汇报伤口情况及个人术后护理方法及用药等等。还要掌握伤口清洗换药方法、注意规律排便、正常的膳食、规律的生活，要减少顾虑、配合医生，这样才能使伤口好得更快。

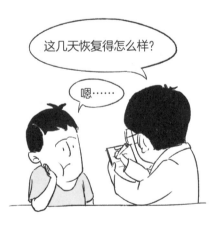

手术后对肛门正常的生理功能会不会有影响

在做肛门手术前，许多患者都有很多的顾虑，其中有些人害怕手术后肛门失禁。确实有这样的顾虑也很正常，因为肛门有维持正常排便和抑制排便的重要功能，在肛门处手术，难免让人担心。维持肛门排便功能的是肛门括约肌，痔疮手术很少会损伤肛门括约肌，所以一般情况下是不会引起肛门失禁的。

但是在肛门手术后的一段时间里，个别患者会有一些异常的感觉，如肛门刺痛、发痒，排便有急迫感、肛门坠胀或偶尔发生创面破裂出血等等，这些异常感觉往往是由于手术后创面未愈合造成的，随着创面的愈合，肛门功能的恢复，这些感觉会逐渐消失。

所以痔疮手术是不会影响肛门正常排便功能的。

痔疮手术后还会复发吗

痔疮术后创面疼痛，使有些患者惧怕手术，但又不得不接受手术时，更想知道是否手术后就一劳永逸，不会再受到疾病的困扰。很遗憾，答案并非是心中想要的那个。

痔疮的发生主要是身体的退行性改变，就像皱纹、白头发一样，到了一定年纪会长出来，慢慢变大，甚至出现症状需要治疗。如果保养得宜，皱纹、白头发出现的晚一些或即使出现也很少，痔疮也同样是这种情况。如果大便通畅，不干结、不拉稀，作息规律，劳逸结合，不久坐、久站、久蹲，不提重物，那就可以延缓痔疮的生长和发作。所以即使手术去除了痔疮，但上述方面不注意，痔疮还是会长出来的。

对于女同志来说，有一个高危因素就是怀胎十月和分娩，诱发痔疮的概率较高。如果女同志是因为怀孕和分娩引起，那痔疮术后，没有再经历怀孕分娩，则复发的概率要减少很多。

还有一种情况不是复发，而是在手术旁边的区域慢慢长出新的痔疮。原因是手术区域痔的血供阻断后，局部痔核坏死脱落，痔核下方或周边还是需要血液供应，那怎么来进行血液循环呢？我们的身体有自我修复功能，会自动在旁边建立侧支循环，以维持正常的生理功能。建立侧支循环的地方，慢慢血管迂曲成团，又逐渐形成了痔疮。总之，痔手术后的患者朋友需保持良好的生活习惯，注意肛门卫生及功能锻炼，重在预防。

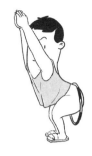

痔疮的术后康复

痔疮手术后的家庭换药方法

一般痔疮术后，每周来医院一次，查看创面有无异常，医生会根据创面情况给予处理。其余时间则需要在家里自行上药。那么肛门手术后一天要换几次药呢？这往往要根据伤口的具体情况和患者的排便次数来决定。一般情况下，患者每天排便 1~2 次，排便后经过坐浴清洗就可以自行换药一次。如果伤口分泌物较多、味道重，就应当增加换药的次数或多更换几次伤口外面的敷料。

换药前把肛门部的粪便、分泌物清洗干净。清洗伤口时，必须动作轻柔，可用适当水量轻轻冲洗，然后用中药温水坐浴。坐浴后把水蘸干，可以用碘伏擦拭创面消毒并擦干，注意不要用含酒精成分的消毒剂，然后在伤口上涂油膏或敷其他药物，需要时还可肛塞栓剂，再盖上无菌棉块或纱布。当患者自行换药时，发现伤口出血不止，可以用叠好的小棉块紧紧压在创面上，持续压迫 10~15 分钟，如果不见好转，就应立即去医院。

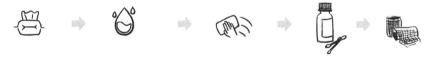

伤口的换药在外科手术治疗中是一项既简单而又重要的工作。它对于手术治疗效果好坏，伤口愈合的快慢，起着十分重要的作用。作

为一名患者，一方面要注意保护肛门的手术创面，按时换药；另一方面要调节饮食，注意在食物中添加蛋白质、脂肪及维生素营养物质。如果患者体质及营养状况较差，或大便不调，都同样会影响伤口的愈合。

痔疮术后离不开坐浴熏洗

① 如何进行肛肠疾病的坐浴熏洗？

中药熏洗坐浴疗法是中医传统的外治方法，在肛肠科运用很普遍。熏洗法即把药物加水煮沸或用散剂冲泡后，先以其蒸汽熏肛门部位，待药物温度降至皮肤可以耐受时，即可以坐浴15~20分钟。注意药水温度，以防热蒸汽及药浴烫伤皮肤。熏洗及坐浴可以起到清洁肛门、促进局部血液循环、促进创面愈合、防止感染的作用。根据坐浴熏洗所用的中草药配伍的不同，还可起到清热解毒、活血消肿、清热利湿等不同的功效。市面销售的熏洗药有：硝矾洗剂、痔疾洗液、复方荆芥熏洗剂等，疗效可靠，使用方便。也可让医生开具有针对性的草药熏洗剂，可制成散剂方便携带。

注意事项：月经期间禁止坐浴，但可用药水局部清洗。

② 激光坐浴机与普通熏洗椅熏洗的不同

激光坐浴机包括激光照射疗法、传统盆式温热坐浴、中医特色药物治疗三大要素，是集恒定温度药物坐浴熏洗功能、激光照射仪、类似智能马桶的温热清洗、气泡按摩、热风风干五大功能于一体的综合坐浴机，几大功能作用

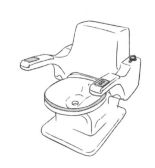

于人体病变组织和经络穴位，进而促进血液循环和代谢，改善机体免疫功能，达到消炎、镇痛，加速愈合的目的。具有安全、有效、方便、舒适等优点，但并不一定适宜在公立医院全面推广。

痔疮手术后需要进行肛门功能锻炼

肛门有极重要的生理功能，即收缩与扩张，肛门的这一功能是在神经系统的支配下由肛门内、外括约肌和肛提肌等共同配合完成的，所以正常健康的肛门收缩有力，扩张适度，不会失禁。但是，做了痔疮手术后的肛门，其周围的组织有了一定的损伤，特别是有些手术可能波及肛门的部分括约肌，因此即便手术后痊愈，患者也会觉得手术后的肛门与手术前的肛门或多或少有些不一样。此时患者若进行有效的肛门功能锻炼，增强肛门括约肌的收缩和舒张能力，改善局部血液循环，促进肛门功能恢复到术前水平。所以，痔疮手术后进行肛门功能恢复锻炼是极为必要的。

锻炼方法：先有意识地向上收提肛门，保持5秒钟，再放松肛门5秒钟，再向上收提肛门，保持5秒，如此持续进行5分钟。每日进行3~5次，或想起来就多锻炼锻炼，可以促进局部血液循环，减轻手术后肛门局部疼痛，使排便通畅。平时坚持锻炼，可升提中气，起到预防痔疮复发的作用。

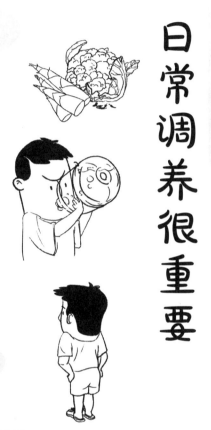

日常调养很重要

痔疮的患病率很高，甚至有"十人九痔""有痔不在年高"这样的说法。实际上，痔疮的发病范围覆盖了从小儿、青年、成人、孕产妇、老年人等多个年龄段的人群，给很多人的生活造成了困扰。那么，有病重在预防，有人会问，我们平时注意哪些可以预防痔疮的形成呢？又或者说，目前若已经得了痔疮，那如何调养，可以防止痔疮进一步加重呢？本章节就详细给大家讲一讲这方面的问题。

总的来说，痔疮的预防和调养是针对其发病因素来进行的，那前面的章节中我们讲到过，痔疮的发病与我们的饮食、生活、排便等习惯密切相关。比如说过食肥甘厚味、辛辣刺激的食物；久泻久痢，长期便秘；蹲厕过频，时间过久；过度劳累、久坐、久蹲、久立；妇女妊娠；过度不洁的性生活；又或者有其他相关疾病的影响，比如高血压、肝硬化、下腹部肿瘤等，这些因素都有可能引起痔区静脉的回流障碍和迂曲扩张，进而导致痔疮的形成和加重。因此针对以上病因，我们可以采取以下措施来预防痔疮的形成和加重。

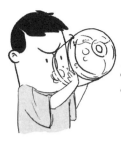

这样吃可以预防痔疮

高纤维膳食备受青睐

现在，高纤维膳食可谓是一个知名度很高的名词了，很多人都提倡高纤维膳食，认为其益处多多，十分有利于我们的健康和疾病的预防，那么如何进行高纤维膳食呢？下面细细看来。

什么是高纤维膳食

膳食纤维是指我们的日常饮食中所含有的纤维成分，是植物中不能被我们体内胃肠道分泌的酶类所消化的部分。许多天然的食物和膳食补充剂中都含有纤维。膳食纤维的推荐摄入量为 14g/1000 千卡。也就是说，对于大多数中等体力活动水平的成年人来说，这相当于每日要摄入 25~36g 膳食纤维。正是这部分不容易被消化分解的纤维成分，可以增加我们的粪便体积、刺激肠壁、促进肠道蠕动，从而有助于排便，防止便秘的发生。那么，既然大便排出通畅了，由于便秘所引起痔疮的可能自然就消失了，当然也可以防止已有的痔疮进一步加重。

哪些食物中富含植物纤维呢

自然界中大约有千种以上的膳食纤维，而我们的日常生活中所接触的全谷物、薯类、豆类、蔬菜、水果、菌类、坚果、种子类等食物是膳食纤维的主要来源。其中，无论是谷物、薯类还是豆类，一般而言，加工的越是精细，纤维素的含量反而越少。相比而言，各种肉类、蛋类、奶制品、海鲜、各种食用油等几乎都不含纤维。

谷物及其制品

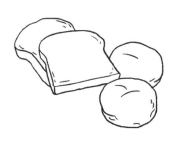

其中，全谷物中，以麸皮的膳食纤维含量最高，其次小麦粒、大麦、玉米、荞麦面、薏米面、高粱米、黑米、燕麦片等也含有丰富的膳食纤维。所以，如果我们想通过补充膳食纤维来改善身体的不适的话，建议适当的食用纤维含量较高的全谷物（比如糙米、全麦面包、全麦馒头、黑麦面包）等来代替精制谷物（如精白米、精白面馒头等），尤其建议多吃一些黑麦食品。黑麦的籽粒含有天然的黑色素，外观呈紫色、褐色或者黑色，其纤维含量明显高于小麦，现在黑麦食品种类越来越丰富，包括黑麦面包、黑麦馒头、黑麦饼干、黑麦面条等。

豆类及其制品

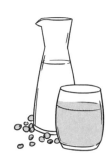

豆类食物中膳食纤维的含量也很高，并且含有多种营养，很多人都有早晨喝豆浆的习惯，每日清晨来一杯，不光味道美，同时营养也均衡，是个非常好的习惯，值得保持。那豆类这么多，我们怎么选择呢？黄豆、青豆、蚕豆、豌豆、芸豆、黑豆、红小豆、绿豆等都含有较高的膳食纤维。我们可以根据自己的口味喜好进行选择食用。另外，加工豆粉、豆浆产生的副产品豆渣也含有极高的膳食纤维，其含量与麸皮相似，适当食用豆渣可以使大便变软、大便次数增加，由于其口感不好，食用时可以将其与豆奶混合在一起。

蔬菜类

在所有的蔬菜之中，要数笋类的膳食纤维含量最高了，其实这个很好理解，单单从笋类的外观来看，就充满了纤维感。另外干红辣椒（尖）的纤维含量也相当的高。除此之外，蕨菜、菜花、菠菜、南瓜、白菜、油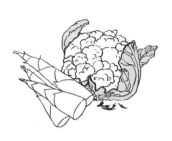菜、芹菜等蔬菜的纤维含量也颇高。我们要多养成好习惯，多吃新鲜蔬菜，瘦身通便又养颜。

水果及其制品

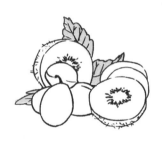水果含有人体必需的多种维生素、矿物质、碳水化合物、粗纤维、蛋白质及脂肪等营养成分，不但非常可口，还能助于促进身体健康，具有养颜美容、防治疾病等多种功效，是最受现代人欢迎的天然健康食品之一。很多水果中富含都膳食纤维，比如桑椹干、樱桃、酸枣、黑枣、大枣、小枣、石榴、苹果、鸭梨等都是不错的选择。在这里，建议大家每天食用2~4个猕猴桃，既可以预防便秘，又可以治疗便秘。猕猴桃主要有两大类，一种果肉是金色的，一种果肉是绿色的，绿色果肉猕猴桃含有更高的膳食纤维，效果更好。另外，西梅也是一个不错的选择，新鲜西梅、西梅干、西梅汁都能够改善排便。

菌类

菌类和人类的关系极为密切，许多种类可食用或医用，食用菌几乎集中了食品的一切良好特性，营养价值达到植物性食品的顶峰，被称为"长寿食品"。食用菌具有高蛋白、多膳食纤维、多氨基酸、多维生素、多矿物质、低脂肪、低糖、无胆固醇、无淀粉的特点。菌类尤其是干制菌藻类食物中一般都含有较高的膳食纤维，比如我们比较常吃的香菇、银耳、木耳等，不仅味道鲜美，而且营养丰富。

坚果、种子类

坚果是植物的精华部分，黑芝麻、松子、杏仁、白芝麻、核桃、榛子、胡桃、葵花籽、西瓜子、花生仁等都是我们日常饮食中经常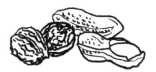食用的坚果。这些坚果含有丰富的膳食纤维的同时，还富含各类营养成分，蛋白质、油脂、矿物质、维生素均含量较高，对人体生长发育、增强体质、预防疾病都有极好的功效。

◆ 高纤维膳食有哪些益处 ◆

就消化系统而言，合理的高纤维膳食可以令我们的排便更有规律，通过缓解便秘和调节肠道微生态来维持肠道的健康状态。摄入的膳食纤维由于不会被我们体内胃肠道分泌的消化酶所分解，通过在体内发酵可促进粪便膨胀、增加粪便的重量。要知道，肠道内的粪便达到一定量之后，才能更好地发出信号，刺激肠壁反应，促进肠蠕动。另外，发酵过程中产生的物质可降低肠道 pH 值，随着产生的气体如 CO_2、H_2 的作用，进一步促进肠道蠕动。

与此同时，膳食纤维在肠道内，可以发挥"益生元"的作用，刺激肠道乳酸菌和双歧杆菌等益生菌群的生长，这样可以更好维持我们的肠道内环境的稳定。

饮食中纤维的含量越高越好吗？

要知道，凡事都有个度。高纤维饮食固然好处多多，但也并不是膳食纤维的比例越高越好。前面提到过，对于大多数中等体力活动水平的成年人来说，每日大约要摄入 25~36g 膳食纤维，这些量足以。如果短时间内补充过多的膳食纤维，可能会出现腹胀、肠蠕动过快等不适感。所以，在刚开始补充膳食纤维时，要有循序渐进的过程，通过在食物中缓慢添加膳食纤维来避免这些副作用的产生。正确的饮食原则是减少脂肪的摄入量，适当增加蔬菜和水果的比例，保持营养的均衡。

得了痔疮还能吃火锅吗

火锅作为中国的传统美食，一直以来备受大家的喜爱，但很多人会有这样的疑问。爱吃火锅容易得痔疮吗？或者说患有痔疮的话，还能经常吃火锅吗？确实，很多人因为惧怕得痔疮，对很多美味的食物望而却步。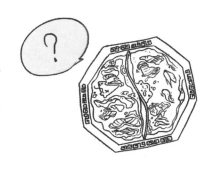

其实有痔疮是可以吃火锅的。只不过，我们在选择火锅底料时要避免过于辛辣，可以尝试选择清汤、番茄、菌汤等这类相对清淡一些的锅底。另外也要注意避免辛辣燥热的食物，比如过多的辣椒、牛肉、羊肉等等。从中医上讲，过于辛辣燥热的食物容易导致体内湿热积聚，也就是我们常常所说的"上火"，湿热下注大肠，可以引起肛门灼热疼痛，痔疮充血肿胀以及大便秘结难排或者腹泻等等一系列症状。痔疮患者在吃火锅时可以选择多涮食一些蔬菜品类的食物，既美味又健康。

酒虽美味，切莫贪杯

很多男性朋友都有饮酒的爱好，到了医院里来，医生经常会告诫大家，喝酒要适量，切莫贪杯。有很多人往往不以为意，觉得小小的痔疮跟饮酒有什么关系呢？其实，不然。大家可能在平时的生活中也能感受到，很多患者因为肛门不适来肛肠科门诊就诊时，当问及发病的诱因，很多的回答是"近期喝酒比较多，或者说，平时症状比较轻微，但大量饮酒之后，痔疮明显的肿胀了，便血也增多了"。这些从临床症状上就说明了痔疮与饮酒有一定的相关性。

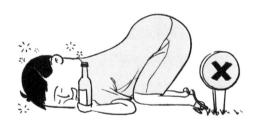

中医早有"酒痔"一说，《外科正宗》说："酒色过度，肠胃受伤，以致浊气瘀血流注肛门，俱能发痔。"又有《丹溪心法》说："若酒痔，则每遇饮酒发动，疮肿痛而流血。"由此可见饮酒可促使痔疮急性发作，痔疮出现充血水肿，患者出现便血和强烈的疼痛感，所以，我们应尽量避免过量的饮酒。正所谓，"小酌怡情，大酌伤身"，酒虽美味，但要适量。

无辣不欢，得了痔疮后还能吃吗

辣椒作为重要调味品之一，深受很多人喜爱，尤其是在我国广大西南和西北地区，人们普遍喜欢吃辣椒，在饮食上简直是无辣不欢。

很多人都会有这样的疑虑，吃辣是不是特别容易得痔疮，有痔疮后还能不能吃辣了？虽然大众普遍认为进食辛辣食物会加重痔疮的症状，但是部分研究显示，进食辛辣（如红辣椒）对刺激、瘙痒等痔疮相关症状并无明显影响。

当然，这并不是说辣椒对痔疮的发病全无影响，这种相关性需要我们更理性的去评价。在平时的生活中，我们会有这样的亲身体验，如果前一天食用过多辣椒之后，第二天排便时，肛门可能会有明显的灼热疼痛感。有人描述它像是在肛门上抹了辣椒面一样，那种感觉简直太过刺激。这是因为辣椒含有一种很重要的成分是辣椒素，辣椒素对人体可产生刺激性，最初在进入口腔内部时就会刺激产生灼烧感。如果过多的辣椒素进入到肠道内继续释放，可能会强烈的刺激胃肠黏膜，使其充血、蠕动加快，可引起胃疼、腹部不适、腹泻的发生，稀便中的一些尚未分解破坏的辣椒素会使肛门口感觉到烧灼或刺痛感，由于排便次数的增多，可能会损伤肛门或痔核的上皮，从而表现为便时有

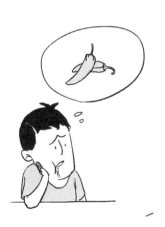

出血情况发生。因此，辣椒对痔疮的影响可能同任何引起排便次数增多的其他原因（比如急慢性肠炎等等）一样，而不是痔疮发生的根本原因。另外辣椒素引起的扩血管作用，可能对引起痔疮和痔疮便血症状的加重会有一定的作用，但是尚没有明确的正比例关系。

暴饮暴食要不得

前面讲到过，痔疮的发生与加重与我们平时的饮食方式、排便习惯等密切相关。不单单是因为与痔疮的关系，暴饮暴食本身就是一种非常不好的饮食习惯，很容易造成胃肠道动力-感觉系统失调，增加我们胃肠道的负担。很多人因为工作的原因十分忙碌，饮食不规律，除了工作以外，可能还有很多的应酬，需要经常性周旋在各种酒局、饭局中，生活饮食都十分不规律。长此以往，就很容易出现头晕脑涨、精神恍惚、肠胃不适、胸闷气急、腹泻或便秘的症状，严重时还会引起急性胃肠炎，甚至胃出血的发生，这些都有可能会进而造成痔疮的发作和加重痔疮的症状。

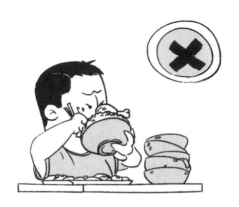

适当饮水益处多多

正常成人每日必须至少摄入约 1500~2000ml 水，补充充足的水分有助于维持机体正常的新陈代谢，排出身体内毒素和代谢废物。能够合理补充水分与我们的身体健康有着密切的关系。如果长期摄入水分不足，可能会导致多种疾病和身体功能失调的发生。比如，在消化系统疾病方面，缺水就很容易引起大便干燥，造成便秘的发生，进而可能会加重痔疮的症状。怎么喝水更健康呢？其实喝水也是很讲究的。

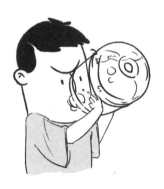

早晨第一杯水很重要

早晨起床之后，先喝一杯水，有利于补充夜间身体代谢所失去的水分，并带走肝脏、肾脏内的代谢废物。这是因为在晚上睡觉时，人体会通过尿液、皮肤、呼吸等多种方式消耗大量的水分，那么起床之后人体处于缺水状态，所以我们常常会觉得起床后喉咙和嘴唇都比较干燥，排尿时小便也会发黄，这就是缺水的重要信号。起床后喝一杯爽口的好水就可以快速补充身体代谢所失去的水分。而且，早上起来喝杯水还可以有助于稀释血液，降低血液的黏稠度，随着血容量增加，血液循环加快，我们就可以让大脑迅速恢复清醒状态，投入新一天的生活工作当中。所以，科学饮水，从早晨起床后的第一杯水开始。

不要等渴了才喝水

由于现在的生活节奏比较快，大家时常在繁忙的工作中顾不上喝水，又或者平时没有常喝水的习惯，每次都是感觉非常口渴了才想起去喝水，这相当于被动饮水，其实这个时候再开始补充水分已经略晚了。我们感觉到口渴的生理反应其实与机体的缺水状态并不完全同步。当总是感觉到口渴才去喝水时，身体就会长期处于一种"潜在"的缺水状态，长此以往并不利于我们的身体健康。因此，我们要定时饮水，也就是不等出现口渴的感觉就及时补充水分。把被动饮水的习惯改为主动饮水，这样才是更为科学的饮水方式。

喝水是越多越好吗

有人会觉得，既然喝水好处多多，可以加速新陈代谢，帮助人体排出体内的毒素和废物，那喝水是不是越多越好呢？其实，并非如此。人体内水的来源主要有 3 个：饮水占 50%，食物含水为 40%，体内代谢产生水 10% 左右。正常成人每日应至少饮用约 1600~2000ml水。老年人每日饮水量可以控制在 1500ml 左右。另外在夏季或者运动出汗多的情况下，可以相应增加饮水量。

但是，饮水也是要适量的，并不是越多越好，如果补充过多的水分，一方面会增加肾脏的负担，另一方面可能会造成我们身体的水液代谢失衡、电解质紊乱，可能会出现头昏眼花、虚弱无力、心跳加快等症状，严重时甚至会出现痉挛、意识障碍和昏迷的情况，也就是水中毒。

水中毒其实在日常生活中也时有发生，只是程度较轻、未引起重视而已。特别是夏季时节，当我们在外面游玩，运动时，常常玩得忘乎所以、汗流浃背，体内钠盐等电解质随之流失率较高。如果此时仅仅单纯大量饮用淡水而忽略补充盐分，就会出现头晕眼花、呕吐、乏力、四肢肌肉疼痛等轻度水中毒症状。所以说，补充水分时要注意适量，保持水液平衡，避免水中毒。如果我们短时间内排出大量汗液，体内的无机盐也会随之流失很多，这时要适当地喝一些淡盐水，及时补充盐分，以避免电解质紊乱和水液失衡的发生。

什么食物能防治痔疮

一般来讲，诸如赤小豆、槐花、黑芝麻、肉苁蓉、猪大肠、羊大肠、鳖肉、核桃仁、竹笋、蜂蜜等食物对预防痔疮有较好的效果。

黑芝麻：甘平，有特殊香味。芝麻酱是很好的食品，具有滋补肝肾、乌须发、润肠通便的功效，痔疮患者兼有便秘者，可长期服用。具有软大便、减轻痔疮出血和脱出的作用。

竹笋：含大量纤维素，有加强排便、利肠顺气的作用。痔疮患者食用可通调大便。

猪、羊等动物大肠：有以肠补肠，治便血、痔疮功效。用猪大肠、羊大肠配成的脏连丸等，是治痔良药。据现代科学研究，动物大肠中有一种特异蛋白质，提取后用于痔疮，有止痛、止血、消肿的良好作用。

蜂蜜：可清热补中、润燥滑肠、解毒止痛，是痔疮患者补益及润肠通便的佳品。

肉苁蓉：性甘、酸、咸、温。新鲜肉苁蓉质轻肉丰，做菜或炖肉吃味道鲜美，具有补肾壮阳、润肠通便的功效。治老人、虚人、产妇便秘，痔疮脱出、出血。可从药店购买干品，泡茶服或炖菜吃，每次1两。

槐花：微寒，味道甘甜而香。新鲜槐花可以做凉菜、包饺子。具有凉血、止血、消痔的功效。痔疮患者可以在槐花开放前，采摘未开放的花蕾（药名叫槐米），用开水略煮后当凉菜吃，或做成馅包饺子吃。还可多采一些放通风阴凉处晾干后，做菜或代茶服。

鳖肉：有滋阴益阳、大补气血、散结化瘀功效，是人们常食用的补品。痔疮出血日久，气血双虚的患者，吃鳖肉可补益气血。

核桃仁：味甘美而富含脂类。具有补肾、温肺、润肠功效。食用可润肠通便补虚，减轻痔疮脱出、流血症状。

其他：各种绿叶蔬菜、新鲜水果，诸如芹菜、菠菜、韭菜、苜蓿、马齿苋、黄花菜、茭白以及苹果、桃、杏、瓜类等，都有润肠通便作用，痔疮患者应当多食用，对减轻脱出、出血有好处。另外，木耳、发菜、燕窝等食品，也有防治痔疮的作用，有条件者也可多食用。

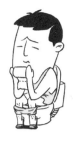

这样排便可以预防痔疮

绝大多数的人都知道不良的排便习惯和排便方式可能会引起痔疮的加重和发生。确实，在引起痔疮发病的诸多原因中，排便因素占据很重要的地位，但具体是因为什么，其中的发病机制是什么，如何有效改善排便习惯，可能很多人都并不知道，那么下面的章节我们就来一起了解一下。

今天你按时排便了吗

一天内最佳的排便时间是早晨起床后，或者早饭后。为什么这么说呢？这是因为这两个时间点更符合我们的生理需求。当我们早晨起床时，会伴有起立反射的产生，而早饭后，又有胃结肠反射的存在。这两种生理反射都可以促进我们的结肠蠕动，在这些刺激下，进而形成排便反射，我们就会感觉到便意。所以，在早上起床后或者早饭后这两个时间段排便，更符合我们的生理需求，有益于身体健康的保持，这对于预防肛管直肠疾病具有重要意义。

当然，有的人会说，我早晨起床后或者早饭后没有感觉到明显的便意该怎么办？那如果说，现在没有也不要紧，好习惯的养成需要一个慢慢坚持的过程。首先，我们需要保证一个充足的睡眠，早晨起床后我们可以先喝一杯水，然后去厕所排便，就算是暂时没有便意也要坚持去排便，如厕的同时模拟做排便的动作，有助于刺激肠道蠕动，时间控制在正常的排便时间（大约 3~5 分钟）内就好，不需要过长。经过一段时间的练习，可能慢慢就会养成晨起排便的良好习惯。

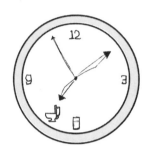

尽量有便就排，憋便容易惹出大问题

前面我们讲到过，一般情况下，早晨起床后和早餐后由于我们机体的正常生理反应，会产生排便反射，形成便意。但是很多人的早晨是非常忙碌的，起床起晚了、忙着做早餐、洗漱、化妆、换衣服、送孩子上学、赶着上班等等，诸多的原因可能让我们无暇空出时间来安心排便。那么临时感觉到的便意就可能在忙碌之中被忽视或者压抑了下去。其实产生便意之后，我们应该及时进行排便，除非环境不允许，否则就不应当有意识地抑制排便。

排便是可以随我们的意志而延滞的，偶尔一次不会有太大影响。但是，如果我们经常性的因为各种原因压抑正常的便意，抑制排便，那么很有可能会破坏我们的正常排便反射，使我们的排便反射弧的某个环节被破坏。比如，使得我们的排便感受器变迟钝，对正常便量刺激的敏感度降低，不能产生相应的便意反应，就会导致排便反射障碍。

就我们主观感觉而言，可能感觉不到便意，排便周期延长，引起便秘的发生。因此，有便就要及时排出，切莫随意憋便。

如何防止蹲出痔疮

如何防止蹲出痔疮，这是个不得不讲的话题。为什么呢？这是因为我们在门诊所接诊的痔疮患者，很多情况下都是在排便的时候蹲便时间过长，"蹲"出来的。一般来讲，正常的排便时间应控制在 3~5 分钟左右，而且大便性质最好是不干不稀，质软成形，我们通常称之为"香蕉便"。而蹲便时间过长是个普遍存在的问题，当然不仅限于"蹲"这个固定的姿势，也包括坐便，泛指过长的排便过程。

在我们当中的很多人，尤其是青年人，排便的时候喜欢看一看手机，玩一玩游戏，很多男性朋友还顺便抽根烟等。在厕所的排便时间，反而成了我们在相对快速的生活节奏里忙中偷闲的惬意时光。如此，在不知不觉中，我们就无形中延长了排便的时间。要知道，我们在排便过程中，尤其是蹲便姿势时，由于盆底参与排便运动肌肉的协调作用，肛管及直肠末端的血管充盈扩张明显，而且会受到由直肠向肛门外推出作用的力量。因此我们排便的时间越长，就越容易形成痔疮。所以，在此提醒大家，改改我们的小习惯，排便的时候就专注于排便

🚽 = 5分钟

🚽 + 📱 = 15分钟 ✖

🚽 + 📱 + 📶 = 30分钟 ✖

本身，控制好排便时间，这样既有利于通畅排便，又可有效防止痔疮、肛裂等肛门直肠疾病的发生。

远离便秘，远离痔疮

由于生活压力的增大，生活节奏的增快，便秘的发病率在各年龄段人群中逐年增高。在诸多便秘的伴发问题中，痔疮是最直接又显而易见的。在我们的临床诊疗中就会很明显的发现，长期慢性便秘患者的痔疮发病率要明显高于普通人。这是因为慢性便秘的患者由于粪便长期粗硬或干燥，又或者有肠蠕动减弱，直肠黏膜松弛、直肠前突等因素的影响，经常会出现排便费力，需要用力努挣肛门处，才能排出少量粪便，而且排便时间明显延长。有人由于每次虽花费时间较长，但是排出的粪便量仍然很少，直肠内的粪便总是排不干净，存在明显的排便不尽感，导致一天内反复多次的去厕所排便。

如此频繁的排便次数、过长的排便时间和排便时过度用力的情况，均会加速痔疮的形成或加重痔疮的症状。痔疮本身就是肛门直肠处的血管迂曲扩张所形成的柔软的静脉团，而便秘本身会促使痔区的血管长时间的过度充盈、迂曲扩张，而且受到向下脱出的作用力的力度和时间也明显增加。所以，如果我们有便秘的情况或者便秘的趋势，一定要及时通过饮食、运动、药物治疗等多种方式予以纠正和改善，以防止痔疮的加重和发生。

腹泻也会引起痔疮形成

与便秘的情况不同，患有结直肠炎或者肠易激综合征的患者则经常性的存在腹泻、大便不成形的情况。这些患者虽然排便不困难，但是往往一天内排便次数较多，同样也增加了对肛门局部的刺激，容易诱发痔疮的形成，而且除痔疮以外，也很容易诱发肛窦炎、肛周脓肿、肛裂等肛门直肠疾病的发生。因此，有胃肠疾病要及时治疗，避免因为长期的便秘或腹泻引发或加重痔疮等相关肛门直肠疾病。

正确的擦屁屁方式，你擦对了吗

已有研究证明，擦屁屁方式不对是痔疮高发的重要原因。这是因为肛门处褶皱较多，如果没有擦干净，隐匿残留的细菌长期刺激，会导致肛门瘙痒灼痛和炎症发生；另一方面，不正确的擦法可能会导致局部微血管循环不畅和皮肤损伤，诱发痔疮形成。

便后擦屁屁是我们几乎每天都要进行的工作，从开始不穿纸尿裤的时候起，我们就练就了自己擦屁屁的日常技能，熟练程度可想而知。有人会说，我都擦了几十年的屁屁了，这个还用再讲吗？但是你有没有过这样的疑问？每个人的擦法都一样吗？你擦的真的正确吗？要知道，擦屁屁也是有学问的，那下面我们来看一看。

◆ 擦拭力度要适中 ◆

不可否认，擦拭方式不温柔可引起明显不适，用力擦屁屁时会引起婴儿的哭泣就是最好的证明，因此擦屁屁的力度要适中。如果用力过轻，可能使皱褶内粪便残留，不容易清理干净；而过度用力的话，则一方面会产生疼痛不适感，另一方面也容易损伤肛门周围局部的皮肤黏膜，引起炎症或感染，甚至形成肛周湿疹。

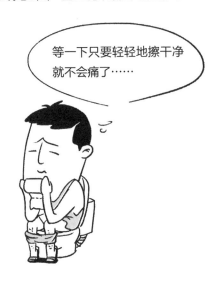

擦拭方向有讲究

从擦拭方向上来讲，根据男性和女性生理解剖构造的不同，男性擦屁屁的方向没有太大要求，从前往后或从后往前基本都可以，可以随心而欲，相对自由。女性则需要注意，擦屁屁的方向尽量要从前往后，这样可以降低发生泌尿系感染和妇科感染的风险。因为如果从后往前擦的话，即使没有排便，肛门处也存在一些细菌会被擦到前面，部分肠道细菌容易引起尿道及阴道的炎症，十分不友好，所以一定要注意方向的问题。

✦ 湿巾擦屁屁真的好吗 ✦

现在市面上有各种各样的湿厕巾，单从感官上来讲，湿巾擦拭相较于干纸巾在感觉上确实会更舒适些，让人主观上觉得更干净。但并不是说，湿巾的使用就优于干纸巾。实际上，湿巾的选择也要慎重。这是因为，湿巾在生产过程中需要使用到各种添加剂，经过加工处理后，不可避免带有一些酸性或碱性，过酸或者过碱都会对皮肤产生一定的损害，所以要选择 pH 值适中的湿巾类型。另外，湿巾可能有潜在风险的另一问题是微生物超标。湿巾中含有大量液体，除了主要成分水之外，还含有一些保湿剂、防腐剂、表面活性剂等这样的添加剂。湿巾可为微生物繁殖提供理想的环境，包括合适的酸碱度、温度、水及营养等，非常容易滋生细菌。所以在选择湿巾时，一定要注意选择权威、合格、卫生、安全的产品。

 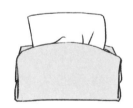 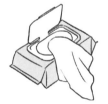

✦ 坐浴是不错的选择 ✦

随着现在智能马桶的普遍应用，水洗、坐浴其实是很不错的方式。水洗和坐浴减少了手和粪便之间的接触，这就切断了一些肠道致病如大肠埃希菌等直接的传播途径。同时坐浴也避免了纸巾对肛门局部和肛周皮肤的反复摩擦，减少了局部损伤和不适的情况。当然，并非必须要依赖于智能马桶，我们在卫生间放置一个专用的清洗肛门局部的小盆或者直接用淋浴头同样可以解决问题。

尤其是针对痔疮患者，由于外痔的存在，肛门周围往往会存有多余皮赘和皮肤皱褶，使得便后擦屁屁往往成为一项重大的工程。厕纸用了很多张也擦不干净，反复擦拭多了还可能造成局部皮肤的疼痛、出血，皮肤纹理变得更加粗糙以及肛周湿疹形成。其实很多患者在就诊前就已经自主选择了便后坐浴水洗的方式。所以，如果我们在家排便，比较方便又具备坐浴的条件的话，建议选择水洗坐浴的方式，这样更有利于保护我们的肛门健康。在我们肛肠科很多手术后的患者，也是常规采用中药局部坐浴熏洗的方式，以达到清洁肛门、促进术后创面愈合、消肿止痛、预防感染的目的。

由此可见，即便是像擦屁屁这样，再平凡的小事中也蕴藏着大大的学问。希望大家从现在开始，好好排便，正确擦屁屁，预防痔疮，从这些小事做起。

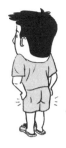

这样运动可以预防痔疮

生命不息，运动不止。在现在社会比较快的生活节奏之下，很多人虽然明知运动有诸多好处，可由于奔波于家庭生活与忙碌的工作之间，平时仍疏于运动，以致有时徒步爬几层楼梯或者稍微多走几步路就觉得气喘吁吁、体力不济。其实，预防疾病的重要措施之一就是通过多运动以保证一个健康的体魄。同样，痔疮的预防和调养也可以从一些简单易行的运动做起。

提肛运动益处多多

在临床上，我们肛肠科医生经常会向患者建议做提肛运动，因为这是一项既简便又实用的肛门功能锻炼方法，具有预防和治疗肛门疾病的双重作用。这项运动不仅有益于痔疮患者，对于其他肛肠疾病患者手术后肛门功能的恢复，同样具有重要的康复作用。简单点说，提肛运动就是指有规律地往上提收肛门，就像忍大便一样，然后放松，一紧一松就是提肛运动。那如何正确进行提肛运动呢？

确定需要收缩的肌肉

提肛运动所锻炼的主要盆底肌群，涉及尿道、阴道及肛门相关肌肉。为了更好感觉到这些需要收缩的肌肉，比较简单的方法是，当我们在排尿时，如果突然中断排尿，或者当我们尿急，因时间环境限制，无法立即到厕所排尿，此两种情况下，所感觉到的正在发挥作用的肌群，就是提肛运动中我们需要收缩的肌肉。

在最初练习提肛运动时，最容易出现的错误是，每次收缩盆底肌时，我们经常会感觉到大腿、腹部、臀部等其他部位的肌肉同样伴随着提肛动作一紧一松。这就说明，我们提肛运动做得并不标准，达不到预期的效果。理论上讲，在做提肛运动的时候，收缩的仅仅是盆底肌群，我们的腹部、大腿、臀部等其他部位的肌肉应该处在放松状态。初做时，我们可以把双手放在我们的腹部，如果感觉到腹部的肌肉一直都处于相对放松的状态，那就说明我们做对了；如果感觉腹部跟着一紧一松，那么说明做的还不标准，需要继续改进。

提肛运动时体位可随意

我们在最初练习提肛运动时，一般选择在静息状态下。比如早晨醒后尚未起床时，或睡觉前，或闲暇之余静卧时。首先平卧在床上，双腿屈曲，然后将我们前面讲到的已明确的盆底肌群，也就是尿道、肛门等处的肌肉向上提拉收缩，持续保持 3~5 秒后放松，放松与收缩时间相同，然后反复重复这一动作，如此一收一松作为一次提肛运动。一般每次练习 10~15 分钟，每日 2~3 次。或者每日总共做 150~200次，可以分多次进行，6~8 周为 1 个疗程。等我们熟练掌握了提肛运动的动作，那么就可以不再限制于平卧位，平时在我们相对清闲的时候，无论是坐位、卧位、站位等多种姿势都可以。也就是说，熟练后我们就可以不受时间和场地的限制，随时随地进行提肛运动锻炼。

提肛运动有哪些注意事项

提肛运动还是有一些小的细节方面需要注意，可以帮助我们达到更好的锻炼效果。首先要讲的就是呼吸，一般情况下，建议大家在做提肛运动的时候，采取比较自然的呼吸状态，保持正常呼吸，不要明显憋气。另外就是在做提肛运动之前，去厕所排一下小便，使我们的膀胱保持一个相对空虚的状态，这样当我们在做提肛运动时，就避免了尿意的影响，效果会更好些。再就是重复强调一下前面讲过的一点，做提肛运动时，只有盆底肌在运动，我们身体其他部位的肌肉，应该处于相对放松的状态。也就是说，无论如何锻炼盆腔肌肉，都需注意锻炼的不是腹部、大腿或臀部的肌肉。

提肛运动的好处是什么

通过提肛运动的锻炼，可使骨盆底的提肛肌、耻骨尾骨肌、尿道括约肌、肛门内括约肌、肛门外括约肌等肌肉，以及神经、血管，各器官组织的循环代谢活跃起来。因为痔疮形成的主要机理是肛管皮下及直肠末端的血管丛迂曲曲张、血液回流不畅等，在盆底肌一收一松的反复锻炼过程中，可在增加肛门局部力量同时，有助于促进局部的血液循环，对肛周静脉产生一个排挤的作用，促使局部静脉回流通畅，以达到防治痔疮的目的。

此外，提肛运动可以使我们的盆底肌群更加坚韧有力，同样有利于生殖器官的血液供应，可以增强我们的性感受能力，进而增加"性"趣，提高夫妻之间性生活的质量，有助于促进家庭和谐。而且因盆底肌群更加坚韧，盆底肌相关支配神经敏感度更好，且血供更为丰富，所以可以很好地达到改善尿失禁的目的，并有助于缓解前列腺肿大及炎症，对改善排尿困难同样具有良效。

✦ 提肛运动是肛肠术后恢复小妙招 ✦

提肛运动广泛应用于肛肠手术后，肛门功能的恢复。肛门的主要生理功能是在相关神经系统的支配下，由肛门内、外括约肌等肌肉协调完成肛门收缩扩张的功能。我们其中的大部分人肛门功能是正常的，肛门不但收缩有力，而且扩张有度，在平时可以有效控制肛门紧闭，不致稀薄的粪便自主排出，又可以在需要排便时，通过扩张肛门，使相对较粗而略干燥的粪便顺利排出。

但是，当我们患有痔疮、肛裂、肛瘘、肛周脓肿等肛门直肠疾病时，在接受手术治疗之后，由于肛门皮肤、括约肌等组织大多会受到不同程度的损伤，常伴有轻重不同的肛门术区疼痛，肛门括约肌痉挛，肛门紧闭收缩，以及创面引流不畅等情况。此时患者常常会感觉到肛门下坠感、肿胀感，甚至有时不能很好地自主控制气体和稀便的排出。在术后几天内，很多患者可能会感觉到，在放屁或者做用力咳嗽等腹压增加的动作时，会伴有少量的稀薄液体从肛门内流出。有的患者就会开始担心，是不是手术后自己的肛门功能受损，导致肛门失禁了？

其实，绝大多数情况并非如此，一般是手术后，由于创面的存在，肛门的完整性暂时受到破坏，肛门功能短时间内无法完全恢复正常，当腹压增加时，部分稀薄的液体可能会沿着创面流出。随着肛门创面的逐渐生长直至愈合，这种情况也会随着缓解直至消失。而手术后适时的进行提肛运动锻炼，可以很好地改善局部血液循环，促进血液的回流，减少痔静脉的迂曲和扩张，预防和缓解组织水肿，防止痔疮的水肿复发；另外通过增强肛门括约肌的收缩和舒张力，使创面引流更加通畅，可有助于避免创腔积液和感染的发生，有效防止假愈合的发生率，也可促进肛门功能更早恢复。

一般而言，建议根据个人术后恢复情况，早期进行肛门功能锻炼。一般以收缩肛门无明显疼痛感为宜，可在术后 5~7 天左右开始进行，逐渐增加锻炼的幅度，延长至合适的锻炼时间。即使痊愈以后，短期内也主张继续坚持进行提肛锻炼，这样可有助于避免和减少肛门直肠疾病的复发。

◆ 提肛运动做得越多越好吗 ◆

那既然提肛运动在诸多方面发挥了重要作用，我们是不是做得越多越好呢？事实上并非如此，凡是都有个合适的尺度。一般建议，在刚开始做提肛运动的时候，由于不是很熟练，而且肛门肌肉容易疲劳，应从较小的量为宜，以不产生明显的疲劳感为度。等逐渐适应之后，可以做到每次练习 10~15 分钟，每日 2~3 次。或者每日总共做 150~200 次，可以分多次进行，6~8 周为 1 个疗程。切不可急功近利，使盆底肌过于疲劳，反而不利于健康，适得其反。

肛周穴位按压可缓解痔疮

◆ 长强穴 ◆

肛门周围有一个比较重要的保健穴位，我们称之为长强穴，相对好定位，而且具有多种保健作用。长强穴的准确位置是在尾骨尖端下，尾骨尖端与肛门连线的中点处，又名尾闾穴。通过按摩长强穴，可以促进直肠的收缩，有助于保持大便通畅，还具有治疗便秘和迅速止泻的双重调节作用。另外，长强穴周围分布有肛

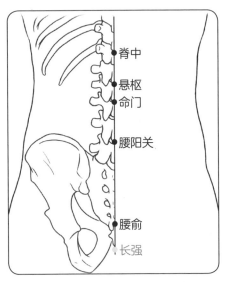

脊中
悬枢
命门
腰阳关
腰俞
长强

门动、静脉分支、尾骨神经后支及肛门神经等，通过局部的按摩，具有通任督、调肠腑的功效，对肠炎、腹泻、痔疮、便血、脱肛等疾病，都具有较好的疗效。长强穴按压方法如下：患者俯卧，双脚稍稍分开，用手指揉、按压此穴，每次揉4分钟，双手交替按摩。每日2次。

◆ 承山穴 ◆

在治疗痔疮时，除了长强穴之外，建议配合承山穴的按压，效果会更显著。承山穴的取穴方式为采用俯卧的姿势，承山穴位于人体的小腿后面正中，当伸直小腿或足跟上提时，腓肠肌肌腹下出现的尖角

凹陷处即是。也可以说，微微施力踮起脚尖，小腿后侧肌肉浮起的尾端即为承山穴。该穴位是腿部转筋的好发部位，同时也是肛门疾患的常用效穴。承山穴的按压方法如下：被施术者俯卧位，施术者用拇指指腹点揉承山穴。点揉的力度要均匀、柔和、渗透，使力量深达深层局部组织，以有酸痛感为佳。早晚各一次，每次点揉 3~5 分钟，两侧承山穴交替点揉。

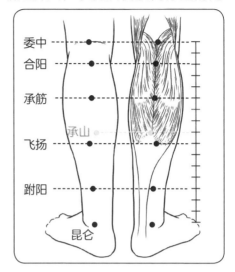

腹部按摩常做做

对于以便秘为主要诱因的痔疮患者，可以配合腹部的按摩，通过有效改善便秘的程度和症状，来达到预防痔疮加重的目的。最简单实用的方法是用画圆的方法按摩腹部。以肚脐为中心，从左上腹开始，以顺时针的方向进行循环按摩。睡前、睡醒后可各按摩 50 次，通过这种方式，可有助于增加腹腔压力，促进肠道蠕动，有助于大便排出，从而减轻便秘的症状。

另外还可以辅助按摩天枢穴以缓解便秘，天枢穴具体位置是位于腹部，横平脐中，前正中线旁开 2 寸。通俗一点说就是以肚脐为对称轴的两个穴位，位于肚脐两侧约两寸处。我们可以每天用手按摩 5 分钟，促进肠道蠕动。

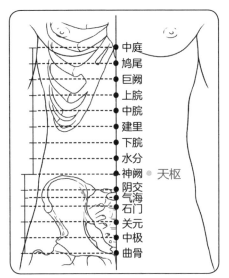

中庭
鸠尾
巨阙
上脘
中脘
建里
下脘
水分
神阙 ● 天枢
阴交
气海
石门
关元
中极
曲骨

通过以上运动按摩方法，一旦便秘的症状得到了改善，那么痔疮的症状也会随之缓解。

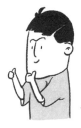

这些生活习惯可防治痔疮

屁股坐久太累了，动起来

在临床上我们接诊的痔疮患者中，长期坐着开车的司机师傅，久坐办公室的公司白领、程序员等是常见人群。痔疮几乎可以算是需要久坐的工作者的常见职业病之一了。这是因为，很多情况下，痔疮的形成和加重跟久坐、久立、久蹲等有很大关系。痔疮实际上是肛管皮下和直肠末端的血管丛迂曲扩张所形成的柔软的静脉团，简单点说，痔疮是肛管和直肠末端肿胀的静脉。类似于久坐、久立、久蹲的这样的动作，使肛门痔区的血管网长期处于充盈扩张或者是受压迫的状态，这些情况可能会导致痔区局部的血流缓慢以及回流障碍，久而久之，就如久站时我们的下肢静脉会出现肉眼清晰可见的静脉曲张一样，痔区的血管也会发生迂曲扩张。下肢静脉曲张的形成与痔疮的形成有很大的相似之处，都是不同部位的静脉曲张的发生。

因此，为了预防痔疮的发生和加重，建议大家避免久坐、久站、久立。当然，有时候迫于工作的需求没办法完全避免，但是我们也要尽量适当的找机会换个姿势活动一下，以促进肛门直肠局部的血液循环，从源头上避免痔疮的发生。比如，如果我们的工作性质就是需要长期久坐办公室办公，条件允许的情况下，我们可以每坐大约1小时后站起来活动大约5~10分钟，然后再继续投入到工作之中，这样不仅仅可以有效预防痔疮的形成，对于颈椎病、视疲劳、腕管综合征等常见的职业病也有很好的预防作用。

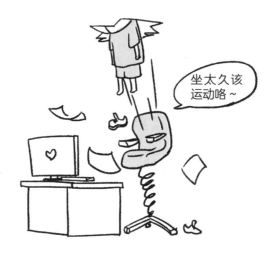

熬夜黑了谁的眼圈，加重了谁的痔疮

经常熬夜、睡眠不足是很多人的普遍现状。有的人是因为工作繁忙，一直加班到深夜；有的人是因为工作性质导致夜班较多，没法休息，白天下了夜班也因各种事不能及时休息补充睡眠；还有的是学生们因为繁重的学业不能按时休息；当然，也有一部分人熬至深夜单纯的就是因为个人娱乐，看手机、玩游戏、追剧等等。不管是因为哪种原因，因熬夜导致的睡眠不足最直观的表现就是大大的黑眼圈。然而熬夜引起的不仅仅是"熊猫眼"而已，长期熬夜会使我们处于亚健康甚至是更不佳的身体状况，危害很多。

前面讲到过关于痔疮的预防与调养的重要方式之一就是养成规律的排便时间。最佳的排便时间是早晨起床后以及早餐后这两个时间点，但是，做到这一点的前提是要合理作息，不要熬夜，养成规律的作息时间。如果说我们因各种原因经常的熬夜晚睡，要么可能会直接一觉睡到日上三竿，太阳晒屁股的时候；要么可能会早晨起床匆匆忙忙、困乏不已，何谈能有宽裕的时间，从容淡定的排便便。

另外，长期熬夜会导致胃肠道得不到充分休息，使得胃肠功能紊乱，影响胃肠道的消化、吸收、传输等功能。久而久之，可能会引起胃溃疡、十二指肠溃疡、便秘等消化道疾病的发生，这些因素也可能会进一步加快痔疮的形成。

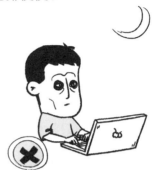

坐浴熏洗让屁屁更舒适

坐浴熏洗是常用的中医外治法之一，准确来讲，熏和洗是两种不同的外治法，因临床经常同时应用，所以又合称熏洗疗法。所谓坐浴熏洗，就是指用温热的水或者中药水煎后趁热在肛门或患处进行熏蒸、淋洗并进行坐浴的方法。这种治疗方法的作用机制是借助药力和热力，通过皮肤、黏膜作用于肛周局部及患处，促使疏通腠理、脉络调和、气血流畅，从而达到预防和治疗疾病的目的。坐浴熏洗的方法同时具有保健和治疗的双重作用，也就是说对于肛门直肠疾病而言可未病先防、既病防变。

◆ 未病先防 ◆

对于尚未患有肛门直肠疾病的人群，温水坐浴可很好的起到未病先防的作用。因为此时尚处于健康状态，坐浴的目的主要是为了防止疾病的发生，以发挥其保健作用。所以，我们可以简化步骤，把重点放在温水坐浴上，熏洗不作为必要的预防措施。温水坐浴的时机一般可以选择在每次排便后，先做了基础的清洁之后，便可以开始进行。具体的操作方法如下：首先选择大小适中的盆（以我们的臀部能正好坐入其中为宜），置入大半盆温水（水量以能浸泡臀部为宜），约38~42℃，也就是水温尚热，但又不至于烫伤皮肤为佳，将盆置入熏洗椅中，然后将我们的臀部坐入盆中，坐浴时间可控制在10~15min为宜。坐浴的过程中可配合进行提肛运动，具体的锻炼方法在前面的章节中有详细表述，如此可以达到更好的预防疾病的效果。

◆ 既病防变 ◆

对于那部分已经患有肛门直肠疾病的患者，比如痔疮、肛裂、肛周湿疹、肛瘘等等，那么无论在手术前的保守治疗还是手术后的康复治疗中，坐浴熏洗几乎是必不可少的治疗措施，发挥了十分重要的作用。

由于肛门这一位置的特殊性，一方面肛门局部神经组织非常丰富，对疼痛等不适感觉相对敏感，再者因为我们几乎每天都要排便，排便的过程中又增加了对肛门患处的刺激作用。如果是肛肠手术后的患者，手术后创面往往会伴有不同程度的组织坏死和血管出血，组织内环境受到了破坏，组织胺等炎性因子的释放可以引起局部毛细血管高度扩张，通透性增加，组织液渗出较多。常表现为肛肠术后的前几天内创面分泌物明显增多，如果不能做到及时的清洁护理，便增加了手术后感染的概率。而且外科手术对于创缘局部原有的静脉、淋巴液循环通路等都有不同程度的损伤，短时间内局部循环受阻，组织液滞留，容易发生术后肛门创缘的肿胀疼痛。

坐浴熏洗可对肛门局部皮肤起到比较好的热效应，使皮肤温度升高，促进毛细血管扩张，痔静脉回流通畅，改善局部血液循环及淋巴液运行；另外局部循环血量的增加，可促进毒素排出，吞噬能力增强以及新陈代谢加快。不仅如此，通常用于熏洗坐浴的中药大多有活血化瘀、消肿止痛、燥湿止痒等疗效。因而术后早期应用坐浴熏洗疗法，可很好的促进炎性渗出物的吸收及消散，并且可有效缓解肛门疼痛感。那么如何进行正确有效的坐浴熏洗？

基本方法与温水坐浴相似，较之增加了熏蒸的环节，另外将坐浴的温水换成了具有相应疗效的中药水煎剂。药液要在热时倒入盆中，再将其置入熏洗椅，首先趁热进行中药熏蒸，将肛门局部置于药液上方 30cm 处，利用中药蒸汽进行熏蒸，时间大约 10~15 分钟即可。待药液温度降至 38~42℃后，再将肛门患处或术区创面浸入药液中浸泡 10 分钟左右，需要注意的是，需要将肛门患处或术区完全浸入到药液中，同时配合进行提肛运动。熏洗结束后用纱布或干毛巾将药液蘸干。熏洗前注意先将患处或局部伤口表面粪便等污物用温水清洗干净。一般每日可熏洗 2~3 次，每次以 20~30 分钟为宜，具体情况及疗程视疾病而定，以病愈为准。

当我们在进行中药熏洗坐浴时，需要注意如下事项。

❶ 熏洗过程中注意勿烫伤，室内要注意保温，同时要保持一定的空气流通。

❷ 冬季要注意保暖，夏季要避免风吹，穿好衣服稍加休息后再外出，以避免感受风寒。

❸ 熏蒸时患处与液面距离要适当，可根据个人感觉调整，以能耐

受为度；浸洗时药液以38~42℃为佳，防止药液过热烫伤皮肤，药液过凉影响疗效。

4 坐浴时间不宜过长，避免大量出汗导致循环血量减少而发生晕厥。

5 如在熏洗过程中感到头晕等不适时，应立即停止坐浴，卧床休息，必要时补充糖分。

保持肛门局部卫生很重要

肛门局部个人卫生的保持对于痔疮的预防和调护具有重要意义。这是与肛门直肠比较特殊的解剖位置和排泄功能密切相关的。肛门、直肠是贮存和排泄大便的地方，我们的粪便中含有很多的细菌，那么在排便的过程中，如果清理不干净，肛门周围很容易有污物的残留和受到细菌的污染，从而引起局部的炎症、瘙痒、结缔组织增生等情况的发生。另外，由于女性的阴道与肛门相毗邻，当阴道分泌物较多时，也可能会污染至肛门处，刺激局部的皮肤，引起不适感。又因肛门所处的位置本身就是相对闭塞的空间，尤其是臀沟比较深的人群，大部分时间，肛门都处在密不透风的湿热状态，更是为细菌的滋生提供了良好的环境。这部分人群发生肛周湿疹、痔疮、疖肿以及汗腺炎的概率较普通人要更高一些。

另外有些人比较喜欢穿紧身、缺乏弹性且面料透气性差的衣服，这样一方面会加重肛门局部湿热的情况；另一方面，当我们在行走或者做其他活动时，衣服会对肛周皮肤及肛门局部产生较大的摩擦力。长此以往，也不利于肛门局部健康的保持，容易导致肛门直肠疾病的发生。

　　所以，我们在日常的生活中，要注意肛门局部卫生的保持，勤洗澡，便后注重肛门清洁，勤换内衣裤，且内衣裤的面料尽量选择透气性好、宽松、绵软、舒适的品类。如此，可以从肛门个人卫生方面比较好的做到疾病的预防和调护。

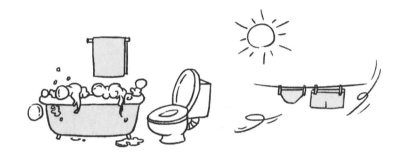

乐观的情绪是健康的基础

　　虽然说，情绪的变化与痔疮的形成并无直接关系，但是乐观的情绪对于痔疮更快的调养康复是具有明显益处的。从疾病本身的性质来讲，痔疮属于良性疾病，算得上是一种小毛病。但是由于缺乏对痔疮这一疾病的了解；又或者说因为每个人性格上的不同；也有可能通过网络等各种途径，道听途说的有关痔疮的负面信息过多，很多人对于痔疮具有深深的恐惧感和排斥感。

　　曾经在门诊上接诊过这样一位患者，在询问其相关病情，结束专科检查后告知其痔疮比较严重，建议进行手术治疗时，患者突然崩溃大哭，被劝说了好久才平稳下来。其实，这类场景在肛肠科类似于痔疮这类小手术的治疗中是并不常见的，患者的反应有些过度敏感且夸张了。但是，不可否认的是，就有这么一部分人，真的是从内心深处充满了对痔疮的恐惧感、排斥感。要么惶恐不能终日，反复就诊，直到把本地区各大医院，各位肛肠医生的号都看个遍，仍是不放心。心理负担过重，把过多的精力和注意力放在痔疮这一疾病上。有些情况下，在主观上就自行加重了对痔疮症状的感觉，对于有些原本并未十分严重的痔疮放大各种不适感，比如肛门的肿胀下坠、肛门堵塞感等等。而且如果对医生的信任度较低，那么在心理的强烈干预下，治疗效果可能也会大打折扣。

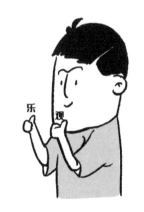

乐观

还有一部分人与之恰恰相反，对痔疮重视不够，随之任之，让痔疮肆意自由生长，放飞自我。这种情况最常见于以痔疮便血症状为主的患者。因为痔疮的典型便血特征是无痛性便血，也就是说，痔疮便血时除了能看到有鲜红色血迹外，一般情况下感觉不到任何疼痛或不适感。有的人就想反正不疼，应该没事，流点血也没关系，反正也不是次次都流。于是，生活上就继续放飞自我了，吃辣椒、吃火锅、吃烧烤；喝酒、抽烟样样不少；熬夜、打游戏玩通宵；上厕所玩手机，恨不得次次都在厕所待半个小时以上。然后，因长期慢性失血或急性失血导致贫血了，有的还是中重度贫血。这时头晕、心慌、乏力、出虚汗、心动过速等贫血的症状都来了，甚至还有晕厥的。此时不得已再来就诊时，我通常会问患者："能贫血成这样也不是一时半会儿就能造成的，之前便血那么严重为什么不及时来就诊呢？"得到的答复通常是千篇一律的，因为便血不疼，所以觉得没事，也就没想着来看，也没想着用药，拖来拖去就拖严重了。

　　还有一部分人时常情绪不好，忧郁、焦虑、烦躁等，如果长期处于负面的情绪中，会对我们机体的产生很多不良的影响。与痔疮相关的方面是，负面情绪可引起失眠、食欲不佳、胃肠道功能紊乱、便秘、腹泻等多种情况，进而可能造成痔疮的形成和发作。

　　因此，我们要保持乐观的情绪、良好的心态、正确的态度，对于疾病本身既不能麻痹大意，也不能过于焦虑，如此才能更好、更快地恢复健康。

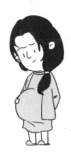

孕期怎么防治痔疮

很多孕期和哺乳期的女性都深受痔疮的困扰。不少准妈妈因为痔疮来就诊时会有很多疑虑。怀孕之前从没发现自己患有痔疮，也没有任何不适的症状，为什么怀孕之后反而得了痔疮呢？孕期本来就因为身形变胖比较笨拙，还有孕期的各种反应都很不舒服，现在再加上痔疮，很多治疗痔疮的药物还不敢随便用，真是苦不堪言，那以后生活中需要注意什么？怎么预防痔疮再次加重呢？

孕期为什么容易犯痔疮

女性怀孕之后，由于胎儿的不断发育长大，子宫逐渐增大，腹部逐渐膨隆，这一过程会使腹压增高，增加了对下腔静脉的压力，出现盆腔及直肠部位血液循环缓慢以及血液回流受阻的情况。再加上怀孕期间孕妇盆腔内的血液供应增加，盆腔组织松弛，且直肠肛门部位受到子宫直接压迫而血行淤滞。而痔疮本身就是直肠末端黏膜下和肛管皮下肿胀的静脉，因此，单从孕期肚子变大，腹压增加的过程来讲，就容易导致痔疮的形成和加重。

另外，由于孕期准妈妈的肚子变得越来越大，身体比较笨拙，而且有的准妈妈孕期反应比较大，伴有明显的乏力、食欲差、恶心、呕吐等不适，这些直接导致了准妈妈的活动量较平时明显减少，一般来讲，运动时胃肠活动减弱、血液循环降低，休息时胃肠活动增强、血液循环增加。再加之孕期体内激素的剧烈变化，很容易出现便秘的症状，而经常性的排便困难会加重对直肠肛管处静脉丛的刺激，导致痔静脉丛的迂曲、扩张、淤血的情况，从而在这一方面，也会导致痔疮的形成。

孕期怎么预防痔疮

合理饮食

孕期准妈妈们应该注意尽量少吃辛辣刺激或者过于肥甘厚腻的食物，并且养成多喝水的习惯。尤其是便秘或者患有痔疮的准妈妈们，尤其应该多饮水，同时要多吃一些新鲜的水果和蔬菜，富含粗纤维的食物更加，比如芹菜、苦瓜、萝卜、小白菜、粗粮、坚果等。这些食物除了能够补充丰富的营养物质外，还能够刺激肠蠕动、促进排便，有助于防止便秘的发生以及痔疮的加重。

尽量选择左侧卧睡姿

孕期通常建议采取左侧卧位的睡姿，当然并不是要求一直采取这种固定的姿势，在长时间的睡眠中适当的翻身也是必要的，只是要以左侧卧位睡眠为主。当采取左侧卧位睡姿时，可减轻增大的妊娠子宫对于腹主动脉、下腔静脉、直肠静脉等血管的压迫，有助于维持全身血液循环和血液回流至心脏的正常进行，也可增加肾血流量和子宫胎盘的血流灌注量，如此更有利于胎儿的生长发育，并可有效减少孕期仰卧综合征、痔疮等妊娠并发症的出现。

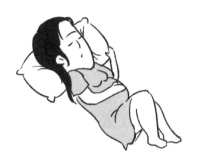

◆ 适当运动 ◆

虽然因为身体愈发的笨重，很多准妈妈不愿意过多活动，但是怀孕期间，适当的运动仍是十分必要的。适当的运动可以促进肠蠕动，促进全身的血液循环和新陈代谢，改善孕期容易出现的血液高凝状态，并且可以促进肛门直肠部位的血液回流，以达到有助于定时排便、改善便秘症状、预防痔疮和下肢静脉血栓等的目的。

◆ 及时排便很重要 ◆

孕期尤其注意不要久忍大便，要养成定时良好的排便习惯。排便的时候要注意集中精力，不要在排便时长时间地看书或玩手机等，排便时间过长会增加对肛门直肠部的刺激作用，容易加重直肠末端黏膜下及肛管静脉的迂曲或扩张，建议每次蹲厕所时间一般以 3~5 分钟为宜。如果一次排不出来，可先结束排便，站起来休息一会儿，等便意明显时再继续排便。

◆ 厕纸选择要柔软 ◆

因为孕期更容易犯痔疮，肛门处的皮肤及黏膜组织敏感度更高，所以建议在厕纸的选择上要更为慎重。不要使用有色、有味、粗糙的手纸擦拭，以防在这一特殊时期出现对皮肤过度刺激和损伤。相对而言，清洁度高、纸质好、手感柔软、无味的手纸，更适合孕妇使用。

最后需要强调的是，因为怀孕这一时期比较特殊，一旦患有痔疮或者痔疮发作的时候，不要自行盲目用药，因为孕期很多药物都有用药禁忌，建议在注意个人调养防护的同时，及时就诊，在医师的指导下进行治疗。

无味

纸质好

柔软

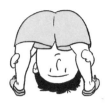

老年人如何预防痔疮

老年患者应该预防痔疮应注意以下几点。

1 防便秘　老年人便秘一般是逐渐发生的，大多是习惯性便秘，对便秘的防治可针对老年人的特点进行整体调理，以饮食调理为主，多吃食物纤维含量高的食物，最好每天早晨空腹饮用一杯温开水或淡盐水，可刺激肠蠕动，有助于通便。

2 防脱肛　老年人因肛门括约肌等肌肉萎缩，可引起肛门括约肌功能减退而发生脱肛，应积极治疗。可予整体调理，补益脏腑虚损，适当参加体育运动，常练提肛、气功等。还可配合腹部、臀部和肛门部按摩。如发生脱肛应及时将脱出物回纳，并到正规医院肛肠专科就诊。

3 防感染扩散　老年人肛周感染发病率虽然没有年轻人高，但由于免疫功能减退，肛周感染或脓肿形成后容易扩散，故肛门清洁卫生在老年人的肛肠保健中不能忽视，对肛周感染要早期发现、及时治疗。

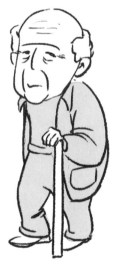

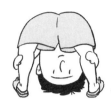

忠言逆耳利于行

肛肠病的发病率比较高，不仅影响到了患者的日常生活，而且严重的危害到了患者的健康。许多人认为肛肠病是小病小伤，挺一挺就过去了。更多的时候，草率地自己买点药吃下去顶一顶。只在迫不得已，病情严重时才去医院看病。80%的重病患者承认，因为长期不去医院，小病酿成大祸，贻误最佳治疗时机。其原因如下。

1 部位隐私 由于肛门这个器官在解剖和功能上的特殊性，比较隐私，患者不好意思，有病不愿意看，有痛苦不愿意说，不像脸上有病就及早看医生。有些女性患者存有害羞心态，惧怕男医生检查治疗。很多患者对痔疮认识不足，认为痔疮治与不治一个样；或者担心手术疼痛与费时麻烦，而宁愿反反复复用药，也不去医院治疗。故常常忍着自己的肛肠病，多年不去医院检查。这是一种很不负责的行为，因为如果你的便血系恶性肿瘤所致，那就悔之晚矣。

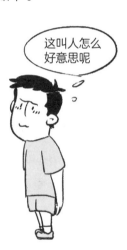

这叫人怎么好意思呢

2 害怕疼痛 因为人体肛门皮肤神经末梢丰富，属脊神经支配，痛觉非常敏感，一提到肛肠手术，人们自然会把难以忍受的剧痛和手术联系在一起，因此就有了肛肠手术"天下第一痛"的说法，这是许多应该及时接受手术治疗的肛肠病患者望"痛"却步的主要原因。因惧怕疼痛而不能及时接受治疗，使得很多患者把早期本来很容易治疗的疾病拖成了晚期难治的大病，不仅给患者增加了痛苦，也影响了肛肠学科的研究和发展。

③ 大便失禁 肛门的收缩和排便功能，是受神经支配内外括约肌和肛提肌来维持的。这些肌肉松弛、张力降低，或被切断、切除，或形成大面积瘢痕，都会引起肛门失禁。临床上，切断肛门外括约肌皮下层和内括约肌，一般不会影响人的排便，也不会引起肛门失禁。肛肠手术时若操作不当或不规范，特别是损伤了肛门外括约肌深层，以及肛提肌的耻骨直肠肌，就影响收缩功能，使肛门松弛，失去对肛门的控制，造成大便失禁、直肠脱出等不良后果。

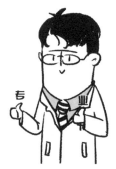

目前，我国大量肛肠病患者痴迷"小广告"，得不到正规治疗，很多人没有基本的保健意识，导致漏诊、误诊。因此一定要及早治疗肛肠病，选择正规的肛肠医院和专业的肛肠医生是治疗肛肠病的关键。

痔疮要以预防为主，所谓"上医治未病"。目前研究显示，痔疮的发生可能与便秘、久泻、如厕时间长、辛辣刺激、饮酒、长期咳嗽、妊娠分娩、怒挣排便、感染等有关。如何才能做到科学防治，让痔疮远离我们呢？合理膳食，养成良好的饮食习惯，如少吃辛辣刺激性食物、少喝酒，多吃富含膳食纤维多的食物，如苹果、梨子、西瓜、西兰花、全麦、麦麸等蔬菜、水果、谷类等，饮食宜清淡，少吃烟熏、烧烤食物，因为木柴、煤炭、秸草、液化石油气等不完全燃烧产物中含3,4-苯并芘，该物质是强烈的致癌物。平时要调整不正常的排便习惯，如用力排便、久坐、久蹲，尽量缩短排便时间。注意肛周的清洁，避免频繁摩擦，尽量不使用肥皂等有刺激性或过敏风险的产品；必要时使用温水坐浴，每天 2~3 次，水中不需要加肥皂和沐浴液等物质；妊娠期人群应当侧睡，通过降低骨盆血管压力减轻痔疮。早晨起床可以饮一杯清水，促进胃肠蠕动，帮助排便，排便时间最好控制在 5 分钟内，不玩手机等电子产品，专注排便。尽量避免久坐、久站，建议每小时起身活动 3~5 分钟；有便秘习惯的人，建议在专科医生的指导下进行及时治疗；平时在空闲时间，多做提肛运动，建议每天 2~3 次，每次 50~100 次。通过以上科学的方式可以有效地预防痔疮。